中等职业教育“十三五”精品教材
供中职护理专业使用

老年营养与膳食指导

主　编　李晓彬　任艳萍

副主编　侯晓敏　王　燕

西南交通大学出版社
·成　都·

图书在版编目（CIP）数据

老年营养与膳食指导 / 李晓彬，任艳萍主编. —成都：西南交通大学出版社，2020.3（2023.5 重印）
中等职业教育“十三五”精品教材. 供中职护理专业使用
ISBN 978-7-5643-7379-5

Ⅰ. ①老… Ⅱ. ①李… ②任… Ⅲ. ①老年人－饮食营养学－中等专业学校－教材 Ⅳ. ①R153.3

中国版本图书馆 CIP 数据核字（2020）第 033368 号

中等职业教育“十三五”精品教材
供中职护理专业使用

Laonian Yingyang yu Shanshi Zhidao
老年营养与膳食指导

主　编 / 李晓彬　任艳萍

责任编辑 / 牛　君
特邀编辑 / 关蕴良
封面设计 / 吴　兵

西南交通大学出版社出版发行
（四川省成都市金牛区二环路北一段 111 号西南交通大学创新大厦 21 楼　610031）
发行部电话：028-87600564　028-87600533
网址：http://www.xnjdcbs.com
印刷：成都中永印务有限责任公司

成品尺寸　185 mm × 260 mm
印张　11　字数　272 千
版次　2020 年 3 月第 1 版　印次　2023 年 5 月第 3 次

书号　ISBN 978-7-5643-7379-5
定价　35.00 元

课件咨询电话：028-81435775

《老年营养与膳食指导》
编委会

主　编　李晓彬　任艳萍

副主编　侯晓敏　王燕

参　编（按姓氏笔画）

李佳琪　李　娜　李燕霞

张　红　赵　姗　赵　茳　蔡红霞

序

酒泉卫生学校被甘肃省教育厅、甘肃省财政厅列为“省级中等职业教育改革发展示范学校建设计划”立项建设学校，这在该校发展史上具有里程碑式的重要意义。2015 年底，学校开始申报省级示范校建设项目。申报过程中，学校在学校管理、基础条件、教育教学、校企合作等方面都取得了可喜成绩。2017 年 4 月 27 日，学校参加省教育厅组织的答辩，6 月以全省排名第八（项目编号：GSZZSFX201708）、酒泉排名第一的好成绩正式确定为“省级中等职业教育改革发展示范学校建设计划”建设单位。2017 年 12 月，省教育厅、省财政厅正式通过学校的《建设方案》和《任务书》。省级财政计划下达专项建设资金 1 000 多万元，用 2 ~ 3 年时间完成学校三个重点专业——护理专业（老年护理方向）、医学检验技术专业、药剂专业在人才培养模式与课程体系改革，师资队伍建设，校企合作、工学结合运行机制三方面的建设，以及两个特色项目——智慧校园特色项目、“仁爱天使”培养行动特色项目的建设。

课程建设与课程改革建设涉及开发编写与重点专业和特色项目关联的教材，教材定位于中职医学类各专业，主要满足学生专业实训、专业拓展和综合素质提升，增加实用性，实验实训课程对接工作岗位，突出校企合作、案例示范、理实一体。本套教材共计 20 册，专业课程编写全程企业专家参与，素质拓展教程知名专家指导，部分教程项目法编写符合目前中等卫生职业教育生源和就业特点，体现教材内容的“实用”和强化“学以致用”特点。相信通过老师的努力、专家的严格把关，本套教材将给酒泉卫生学校的发展增添浓墨重彩的佐证。

酒泉卫生学校

2019 年 1 月

省级中等职业教育改革发展示范学校建设系列教材

序号	专业方向	教材名称	主编	实用范围
1	护理专业（老年护理方向）	老年护理	任艳萍 喻志英	护理、农村医学、康复
2		老年营养与膳食指导	李晓彬 任艳萍	护理、农村医学、康复
3		护理学基础学习指导	蔡红霞 刘丽娟	护理、农村医学、康复
4		解剖学基础项目教学	马晓梅 刘军鹏	医学各专业
5		病理学基础项目教学	石玉芹 马晓梅	医学各专业
6		健康评估	刘梅芬 宋正爱	护理
7		康复理疗技术	李 上 王建民	护理、农村医学、康复
8	医学检验技术专业	医学检验技术实训操作规范	曹利平 潘 英	医学检验技术
9		医学检验仪器使用规范	曹利平 许 强	医学检验技术
10	药剂专业	药物分析技术	戴笑娟 孙 辉	药剂
11		药物学基础	王若菲 于治国	医学各专业
12		药剂学基础	于治国 王若菲	药剂
13		药品市场营销	孙 辉 戴笑娟	药剂
14		酒泉中医药	李 上 王若菲	药剂、农村医学、康复
15	仁爱天使培养行动系列丛书	中职生心理健康教育	黄兵基 李晓彬 孙叶蛟	医学各专业
16		班主任专业化成长指南	王建民 高建仁 莫仁	入职教师、班主任
17		人文素养实用教程	李 锋 张艳梅 文 彤	医学各专业
18		杏苑诗文	李 锋 余 敏	医学各专业、教师
19		形体训练与医护礼仪实训指导	侯丽丽 王敦丽	护理、农村医学、康复
20		中职生硬笔书法训练	宋正爱 余尚军	医学各专业、教师

前　言

中国是世界上老年人口数量最多、增长最快的国家，老龄化趋势的日趋严重，为老年护理服务带来了机遇和挑战。老年人伴随衰老进程，有其特殊的营养需求，合理膳食是世界卫生组织推荐的健康四大基石之一。为实施“健康老龄化”策略，需要结合老年人的生理特点和营养需求，给予合理营养和平衡膳食，以维护和促进老年人群健康，减少家庭和社会的负担，维护社会稳定。

为适应我国老龄事业实际情况和发展趋势，本教材在编写过程中，与老龄营养服务需求有机结合，在营养学的基础上，突出老年人营养特点，着重介绍了老年人新陈代谢过程中需要的各种营养素及营养物质，为老年人及老年健康照护人员选择常用食品、保健食品提供了合理的建议，帮助解决老年人饮食生活中的一些误区和盲区。以一种全新的、科学的、营养的膳食观来为老年人及老龄服务工作者解疑答惑，从营养的、合理的、环保的、健康的角度出发来调整膳食，提出合理指导，达到健康饮食、预防老化、减少疾病的目的。教材设有学习目标、工作情景与任务、知识链接、项目测试、课件服务等内容，重视传统融合创新，提升服务教学能力。本教材贴近生活、服务百姓、实用性强。

全书共分十一个项目，编写分工如下：项目一营养与膳食概述由李晓彬、任艳萍编写；项目二营养调查与评价由李娜编写；项目三膳食结构与平衡膳食由任艳萍编写；项目四老年人营养与膳食指导由任艳萍、李燕霞编写；项目五老年人常见慢性疾病的饮食调养由侯晓敏、赵莛编写；项目六老年人饮食佳品——粥由侯晓敏编写；项目七食疗、食补与药膳由王燕编写；项目八饮食与抗衰老由张红编写；项目九保健食品及其功能常识由蔡红霞编写；项目十老年人四季饮食调养由王燕、李佳琪编写；项目十一食品安全与健康由张红、赵珊编写。

本书在编写过程中，得到了酒泉市人民医院、老来乐老年公寓、西南交大出版社的指导和帮助，得到了各位编者的大力支持，同时，本书编写过程中还参考引用了相关书籍和文献，在此，一并表示诚挚的感谢！

本书可作为职业院校老年护理、老年服务与管理、营养与食品卫生专业教材，为学生学习后续课程及从事老龄健康服务工作奠定基础，也可作为老龄服务企业员工及老龄营养工作人员培训和考评的资料使用。

由于编者水平有限、经验不足，书中难免出现疏漏和不妥之处，敬请同行专家、广大师生和读者朋友不吝赐教，我们将不断完善，力求完美，谨致谢意！

李晓彬

2019 年 9 月

目　录

项目一

营养与膳食概述

学习目标

1. 掌握膳食营养素的种类、人体对营养素的需求、参考摄入量及其食物来源；

2. 熟悉人体能量的消耗方式、摄入量标准及其食物来源；

3. 了解人体所需营养素的生理功能；

4. 培养学生养成良好的职业道德，在为老年人群提供营养咨询，实施营养干预或健康管理过程中时能够尊重、关心、体谅老年人。

民以食为天。人类生存需要不断从外界环境中摄取食物，获得必须的营养素和能量。合理营养能增进健康、预防疾病、促进康复。如果营养长期摄入不足或不平衡会导致机体抵抗力下降和生长发育障碍、处于亚健康或疾病状态。随着全球经济的快速发展、社会的进步和生活水平的不断提高，人类的平均寿命逐渐延长，我国老年人口增长迅速，人口老龄化是我国面临的一个严峻问题。饮食营养不仅关系到老年人的生活质量和幸福感，还与老年人的健康状况息息相关。所以针对老年人群提供营养咨询，实施营养干预或健康管理，都需要我们正确认识营养与健康的关系，掌握膳食营养素的种类、食物来源及其应用。

任务一　膳食营养相关概念

工作情境与任务

导入情景：

康宁社区李大爷、退休在家，以前生活拮据，常年以素食为主，近年来随着儿女参加工作，自己又有退休工资，他认为要把生活过好一点，所以，每天选择大鱼大肉，体重增长的同时，李大爷血压、血脂也增高了。

工作任务：

1. 指出李大爷饮食方式存在的误区。
2. 正确指导李大爷维持自己的血压、血脂在正常水平。

人体的营养需求是多方面的，任何单一的食物都不能满足人体所需要的全部营养素，这就需要食物的科学搭配。不同的人群以及患者对营养的需求也不相同，真正全面地了解各种营养素，懂得食物的营养价值，人体的营养需求，科学的搭配膳食，才能吃得安全、吃出健康。

一、营养与营养素

（一）营　养

营养是指机体通过摄取食物，经过消化、吸收和代谢，利用食物中对身体有益的物质作为构建组织器官、满足生理功能和体力活动需要的生物学过程。

（二）营养素

营养素是能向机体提供能量、机体构成成分、组织修复和生理调节功能的化学成分。现代营养学将营养素分为六大类：蛋白质、脂类、碳水化合物（含膳食纤维）、维生素、矿物质和水。蛋白质、脂类、碳水化合物因为机体需要量多，在膳食中所占的比重大，被称作“宏量营养素”；矿物质和维生素因需要量较少，在膳食中所占的比重小，被称作“微量营养素”。碳水化合物、脂肪和蛋白质在体内代谢可释放能量，故三者统称为“产能营养素”或能源物质。通过长期实践，人们认识到，没有一种天然食物能包含人体所需要的各种营养素，也没有任何单一的营养素能具有全面的营养功能。只有通过多种营养素的协同配合，才能发挥各自独特的营养功能。所以，人们应吃多种食物，使自身获得营养素的同时也能享受丰富的美味佳肴。

二、膳食营养素参考摄入量

膳食是指日常吃的饭菜，由一系列食物组成。没有不好的食物，只有不合理的膳食。膳食营养有别于食物的色、香、味、形等感官特性，虽然看不见、摸不着、闻不到，但对机体健康产生重要影响。膳食营养素参考摄入量（Dietary Reference Intakes，DRIs）是为了保证人体合理摄入营养素而设定的每日平均膳食营养素摄入量的一组参考值。

（一）DRIs 主要内容

DRIs 是在我国传统使用的每日膳食中营养素供给量（RDAs）基础上发展起来的一组每日平均膳食营养素摄入量的参考值。DRIs 在实践中不断修订与完善。目前 DRIs 主要包括平均需要量、推荐摄入量、适宜摄入量和可耐受最高摄入量、宏量营养素可接受范围、预防非传染性慢性病的建议摄入量和某些膳食成分的特定建议 7 项内容。

1. 平均需要量（Estimated Average Requirement，EAR）

是根据个体需要量的研究资料制订的，是根据某些指标判断可以满足某一特定性别、年龄及生理状况群体中的 50%个体需要量的摄入水平。这一摄入水平不能满足群体中另外 50%个体对该营养素的需要。EAR 是制订推荐摄入量的基础。

2. 推荐摄入量（Recommended Nutrient Intake，RNI）

相当于传统使用的 RDA，是可以满足某一特定性别、年龄及生理状况群体中绝大多数（97% ~ 98%）个体需要量的摄入水平。长期摄入 RNI 水平可满足身体对该营养素的需要，保持健康和维持组织中有适当的储备。RNI 主要用途是作为个体每日摄入该营养素的目标值。RNI 是以 EAR 为基础制订的。如果已知 EAR 的标准差，则 RNI 定为 EAR 加 2 个标准差，即 RNI=EAR+2SD（SD 为标准差）。

3. 适宜摄入量（Adequate Intake，AI）

是通过观察或实验获得的健康人群某种营养素的摄入量。AI 的主要用途是作为个体营养素摄入量的目标。制订 AI 时不仅考虑到预防营养素缺乏的需要，而且也纳入了减少某些疾病风险的概念。根据营养“适宜”的某些指标制订的 AI 值一般都超过 EAR，也有可能超过 RNI。

4. 可耐受最高摄入量（Tolerable Upper Intake Level，UL）

是平均每日摄入营养素的最高限量。这个数量对一般人群中几乎所有个体都不至于引起不利于健康的作用。当摄入量超过 UL 而进一步增加时，损害健康的危险性随之增大。UL 并不是一个建议的摄入水平。“可耐受”指这一剂量在生物学上大体是可以耐受的，但不表示可能是有益的，健康个体摄入量超过 RNI 或 AI 是没有明确益处的。

5. 宏量营养素可接受范围（Acceptable Macronutrient Distribution Ranges，AMDR）

是指蛋白质、脂肪和碳水化合物理想的摄入范围，该范围可以提供这些必需营养素的需要，并且有利于降低发生慢性非传染性疾病（NCD）的危险，常用占能量摄入量的百分比表示。蛋白质、脂肪和碳水化合物都属于在体内代谢过程中能够产生能量的营养素，因此被称为产能营养素（Energy Source Nutrient）。它们属于人体的必需营养素，而且三者的摄入比例还影响微量营养素的摄入状况。另外，当产能营养素摄入过量时又可能导致机体能量储存过多，增加 NCD 的发生风险，因此有必要提出 AMDR，以预防营养素缺乏，同时减少摄入过量而导致的 NCD 风险。传统上 AMDR 常以某种营养素摄入量占摄入总能量的比例来表示，其显著的特点之一是具有上限和下限，如果个体的摄入量高于或低于推荐范围，可能引起必需营养素缺乏或罹患 NCD 的风险增加。

6. 预防非传染性慢性病的建议摄入量（Proposed Intakes for Preventing Non-communicable Chronic Diseases，PI-NCD，简称建议摄入量，PI）

膳食营养素摄入量过高导致的 NCD 一般涉及肥胖、高血压、血脂异常、中风、心肌梗死以及某些癌症。PI-NCD 是以 NCD 的一级预防为目标，提出的必需营养素的每日摄入量。当 NCD 易感人群某些营养素的摄入量达到 PI 时，可以降低发生 NCD 的风险。

7. 特定建议值（Specific Proposed Levels，SPL）

近几十年的研究证明传统营养素以外的某些膳食成分，具有改善人体生理功能、预防 NCD 的生物学作用，其中多数属于植物化合物。特定建议值（SPL）是指膳食中这些成分的摄入量达到这个建议水平时，有利于维护人体健康。

对于老年人群，在制订各类营养素的参考摄入量时，应根据其生理特点与健康要求考虑如下问题：

（1）老年人的能量摄入应与其代谢活动相适应，以保持适宜体重，防止能量过剩引起的体脂蓄积形成超重和肥胖以及一些慢性疾病的多发。

（2）脂肪不宜过多，热能比应适宜，并注意饱和脂肪酸、单不饱和脂肪酸和多不饱和脂肪酸的相互适宜比例。

（3）对于蛋白质，老年人的代谢因分解大于合成，应需充裕的蛋白质；但过高又会增加器官的负担，故总的原则是要求适量蛋白质。

（4）对老年人要注意膳食纤维的供给，可有利于降低血脂和排便，以防心血管系统疾病和肠癌。

（5）老年人的钙供给量要充足，因其吸收能力下降，骨钙丢失有增多，故为预防骨质疏松，尤其是绝经后的老年妇女需要较多的供给量，并应注意与磷、镁及其他元素的适宜比例。

（6）一些抗氧化微量营养素，如维生素 A 等也应适当考虑其供给量的增减。

（二）常用膳食种类

从营养角度看，身体健康的正常人、亚健康者和患病者对膳食的需求存在较大差异。正常人的膳食主要为普食。而医院膳食面向各类人群，种类较多，一般可分为常规膳食、特殊治疗膳食、诊断用试验膳食和代谢膳食 4 类。以下重点介绍常规膳食和特殊治疗膳食。

1. 常规膳食又称基本膳食

是根据不同疾病的病理和生理需要，将各类食物改变烹调方法或改变食物质地而配置的膳食，其营养素含量一般不变。医院中常用的普食、软食、半流食、流食、清流食和冷流食均为常规膳食。其他膳食多数都是在基本膳食的基础上衍化而来，如高蛋白膳食、低盐半流食等。

（1）普食。与正常人平时所用膳食基本相同。医院中食用此种膳食的患者最多，一般占医院患者的50%或更多。凡体温正常、无消化道疾病、咀嚼功能正常、治疗上无特殊膳食要求、不需要任何膳食限制的患者均可接受普食。

（2）软食。质软，易于咀嚼，适用于牙齿咀嚼能力差、有口腔或肠道疾患、消化吸收能力稍弱、不能食用大块食物的患者，低热患者以及老年患者和5岁以下幼儿。

（3）半流食。是由比软饭更细软，呈半流质状食物组成的饮食，也是从流食至软食或普通饭的过渡膳食。适用于发热、手术后、吞咽咀嚼困难、消化道疾病患者，以及体质比较衰弱、胃纳欠佳者。

（4）流食。是由液体食物组成，不需咀嚼、易于吞咽。适用于发高热、消化道急性炎症、口腔、头部和胃肠道手术及其他重症、全身衰弱的患者。

2. 特殊治疗膳食

在常规膳食基础上采取调整膳食中营养成分和储备方法而设置的膳食。其种类较多。

（1）高热能、高蛋白膳食。此类膳食的热能及蛋白质含量均高于正常人膳食标准。适用于营养不良、贫血、结核病、烧伤、伤寒、肝炎恢复期、手术前后以及孕妇、乳母等生理性蛋白质需要量增加者。

（2）低蛋白膳食。此种膳食蛋白质含量较正常膳食低，以减轻肝肾代谢负担。适用于急性肾炎、肾衰竭、肝性脑病、肝性脑病前期。

（3）限钠（盐）膳食。包括低盐膳食、无盐膳食和低钠膳食。针对不同病情调整膳食中钠的供给量。适用于高血压、心力衰竭、急性肾炎、慢性肾炎、肾衰竭、肝硬化腹水、妊娠高血压综合征以及各种原因所致的水钠潴留患者。

（4）高钾和低钾膳食。高钾膳食用于纠正服用利尿剂而引起的低钾血症；低钾膳食用于纠正因肾脏排钾功能障碍引起的高钾血症。

（5）调整膳食纤维的膳食。低膳食纤维（少渣膳食）是极少量膳食纤维和结缔组织的易于消化的膳食，适用于各种急性肠炎、伤寒、痢疾、肠道肿瘤、消化道少量出血、食管静脉曲张等疾病。高膳食纤维（多渣膳食）适应证为无张力便秘、无并发症的憩室病。

（6）限脂肪膳食。适用于急慢性胰腺炎、冠心病、高脂血症、胆囊炎、胆道疾病、肥胖症以及腹泻患者。

（7）其他膳食。如糖尿病膳食、贫血膳食等。

任务二　人体对能量的需求

生命活动最基本的特征是新陈代谢，即人体不断地通过物质代谢来构建、更新自身组织，通过能量代谢来驱动各种生命活动。人体能利用的能量主要来源于食物中碳水化合物、脂肪和蛋白质分子结构中蕴藏的化学能。这些产热营养素进入机体后，通过生物氧化释放能量，一部分用于维持体温；另一部分形成三磷酸腺苷（ATP）储存于高能磷酸键中，在生理条件下释放出能量供机体各组织器官活动所需。

一、能量的单位及其相互换算

能量的单位多年来一直用卡（Calorie，cal）或千卡（Kilocalorie，kcal）表示。1 cal 是 1 g 水从 15 °C 上升到 16 °C 所吸收的热量。目前，国际上通用的能量单位是焦耳（Joule，J）。为了实用，营养学上常用千焦耳（kJ）或兆焦耳（MJ）为能量单位。其换算方法为：

1 千卡（kcal）=4.184 千焦耳（kJ）

1 000 千卡（kcal）=4.184 兆焦耳（MJ）

1 千焦耳（kJ）=0.239 千卡（kcal）

1 兆焦耳（MJ）=239 千卡（kcal）

在实际应用中，使用千卡作为能量单位的情况已成传统。

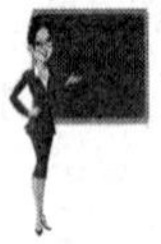

知识链接

能量的平衡

人体消耗的能量须从外界摄取食物才能得以补偿，使机体消耗的和摄取的能量趋于相等，营养学上称为能量的平衡。能量的平衡并不是要求每个人每天的能量摄取都要做到平衡，而是要求成年人在 5～7 d 内消耗的与摄入的能量平均值趋于相等。能量平衡能使机体保持健康，并能胜任必要的工作、学习和劳动。由于饥饿或疾病等原因，可引起能量摄入不足，进而导致体力、环境适应能力和抗病能力下降以及工作效率低下。而过多的能量摄入，会导致肥胖症、原发性高血压、心脏病、糖尿病和某些癌症发病率明显上升。

二、人体能量的消耗

人体对能量的需要量取决于机体对能量的消耗。成年人的能量消耗主要用于基础代谢、体力活动和食物的特殊动力。对于孕妇、乳母、婴幼儿、儿童、青少年能量消耗还包括生长发育等特殊能量需要。

1. 基础代谢（Basal Metabolism，BM）

是指人体处于空腹、静卧、适宜的室温（20～25 °C）及清醒状态下，测定的维持体温、心跳、呼吸等机体最基本生命活动所必需的能量消耗。单位时间内的基础代谢称为基础代谢率（Basal Metabolic Rate，BMR），一般以每小时每平方米体表面积所消耗的基础代谢能量为指标，表示单位为 kJ（kcal）/（$m^2 \cdot h$）。基础代谢占人体每日能量消耗的 60%～75%。同年龄、同性别的人在同一生理条件下基础代谢基本接近，故测定基础代谢率可了解一个人代谢状态是否正常。

基础代谢率不仅和人的年龄、性别、体表面积等有关，而且还受人的高级神经活动、内分泌系统状态、外界气候条件等因素的影响。一般情况下，成年男子每千克体重每小时约消耗 4.2 kJ，体重 60 kg 的人 24 h 的基础代谢为：4.2×60×24 = 6027.6 kJ。女性比男性低 2%～12%，老年人比中年人低 10%～15%，儿童和青少年比成人高 10%～12%，孕期的基础代谢率约增加 2%。人体每小时基础代谢率（表 1-1）。

表 1-1　人体每小时基础代谢率

年龄/岁	男/$kJ \cdot m^{-2}$	女/$kJ \cdot m^{-2}$	年龄/岁	男/$kJ \cdot m^{-2}$	女/$kJ \cdot m^{-2}$
1	221.8	221.8	30	154.0	146.9
3	214.6	214.2	35	152.7	146.4
5	206.3	202.5	40	151.9	146.0
7	197.9	200.0	45	151.5	144.3
9	189.1	179.1	50	149.8	139.7
11	179.9	175.7	55	148.1	139.3
13	177.0	168.6	60	146.0	136.8
15	174.9	158.8	65	143.9	134.7
17	170.7	151.9	70	141.4	132.6
19	164.0	148.5	75	138.9	131.0
20	161.5	147.7	80	138.1	129.3
25	156.9	147.3			

实际工作中，可根据身高、体重算出体表面积，然后再按照体表面积与该年龄的基础代谢率计算个体的基础代谢的能量。体表面积计算公式如下：

$$体表面积（m^2）=0.006\ 59\times 身高（cm）+ 0.012\ 6\times 体重（kg）- 0.160\ 3$$

人体 24 h 的基础代谢所消耗能量可按下式计算：

$$24\ h 基础代谢所消耗能量=体表面积\times 基础代谢率\times 24$$

例如：1 个 60 kg 体重，身高 170 cm 的 30 岁男子，按上述公式计算体表面积为 1.72 m^2，该年龄基础代谢率为每平方米每小时 154 kJ，则 24 h 基础代谢所消耗热能为：1.72×154×24=6 357.1 kJ。

2. *体力活动*

人体进行各种体力活动所消耗的能量占人体总能量消耗的 15%～35%。影响体力活动能量消耗的因素：① 劳动强度越大，持续时间越长，能量消耗越多。② 体重越重者能量消耗越多。③ 肌肉越发达者，能量活动越多。④ 与工作熟练程度有关。中国营养学会建议我国人群的劳动强度划分为轻、中、重 3 级（表 1-2）。

表 1-2　中国成人活动水平分级

劳动强度	职业工作时间分配	工作内容举例	PAL	
			男	女
轻	75%时间坐或站立 25%时间站着活动	办公室工作、修理电器钟表、售货员、酒店服务员、化学实验操作、讲课等	1.55	1.56
中	25%时间坐或站立 75%时间特殊职业活动	学生日常活动、机动车驾驶、电工安装、车床操作、金工切割	1.78	1.64
重	40%时间坐或站立 60%时间特殊职业活动	非机械化农业劳动、炼钢、舞蹈、体育活动、装卸、采矿等	2.10	1.82

注：PAL：physical activity level，即体力活动水平

3. 食物特殊动力作用（Specific Dynamic Action，SDA）

又称为食物热效应（Thermic Effect of Food，TEF）。人体在摄食过程中，由于要对食物中营养素行消化、吸收、代谢转化等，需要额外消耗能量，同时引起体温升高和能量散发，这种因摄食而引起的能量额外消耗称食物热效应。食物热效应与食物成分、进食量和进食频率有关，通常含蛋白质丰富的食物最高，其次是富含碳水化合物的食物，最后才是富含脂肪的食物。混合性食物的热效应占其总能量的 10%，吃得越多，能量消耗也越多，吃得快比吃得慢食物热效应高。

4. 生长发育等能量消耗

对于儿童、孕妇以及长期患病引起机体高消耗后而处于正在康复期间的患者，其热能的消耗还要用于机体的生长发育。

三、能量摄入量标准

能量摄入和能量消耗保持平衡是制订能量需要量、供给量的理论依据。确定成人每日能量需要量的标准有两种方法。一种是直接从《中国居民膳食参考摄入量》中查表获得，对于体重正常的人群可采用此法，简便快捷。中国成年人膳食能量推荐摄入量（表 1-3），其估算方法为：能量需要量=BMR×PAL。另一种是根据劳动强度、标准体重和每千克标准体重所需能量进行计算，该法既适用于体重正常者；也适用于超重、肥胖或者消瘦人群，可比较精确的计算出他们的能量需要量（表 1-4）。

表 1-3　中国成年人膳食能量推荐摄入量

年龄/岁	劳动强度	RNI/kJ · d^{-1}	
		男	女
18～	轻	10 046	8 790
	中	11 302	9 627
	重	13 395	15 488

续表

年龄/岁	劳动强度	RNI/kJ · d^{-1}	
		男	女
50 ~	轻	9 627	7 953
	中	10 883	8 372
	重	12 976	9 209
60 ~	轻	7 953	7 534
	中	9 209	8 372
70 ~	轻	7 953	7 534
	中	8 790	7 953
80 ~		7 953	7 116

表 1-4　不同体力劳动强度下每千克体重的能量需要量

劳动强度	所需能量/kJ · kg^{-1} · d^{-1*}		
	消瘦	正常	超重
卧床	84 ~ 105	63 ~ 84	63
轻	146	126	84 ~ 105
中	167	146	126
重	188 ~ 209	167	146

注：*每日能量需要量计算时使用标准体重而非实际体重计算

四、能量的食物来源

人体需要的能量主要来源于食物中的碳水化合物、脂肪和蛋白质。上述 3 种营养素统称产能营养素。各产能营养素在体内氧化分解释放热能的数量，与体外燃烧产生的热量是不相同的。碳水化合物、脂肪和蛋白质在体内氧化实际产生可利用的热能值称为能量系数（或热能系数）。产热营养素所产热能多少可通过测热器进行测量。由于 3 种产热营养素在消化过程中不能完全被消化吸收，特别是蛋白质可产生一些不能继续被分解利用的含氮化合物。因此，在营养学上食物产热营养素的产热多少，经过换算其能量系数分别是：每克碳水化物为 16.7 kJ，每克脂肪为 36.7 kJ，每克蛋白质为 16.7 kJ。

碳水化合物、脂肪和蛋白质在人体代谢中各自发挥特殊的生理功能，长期摄取单一食物会造成营养不平衡，影响健康。世界卫生组织（WHO）推荐成人适宜膳食能量构成是：来自碳水化合物的能量为总能量的 60% ~ 70%，来自脂肪的能量为 15% ~ 25%，来自蛋白质的能量为 10% ~ 15%。

五、高能量膳食与低能量膳食的应用

（一）高能量膳食的应用

高能量膳食的适应证为消瘦、体重不足、慢性消耗性疾病（如肺结核、伤寒、肿瘤、甲状腺功能亢进等）及病后康复期患者。膳食调配时要求每天比正常能量需要量高出 1 250～2 920 kJ；尽可能增加主食及菜量；必须在能量供给充足的基础上增加蛋白质的供应量。因此，除正餐外，可加 2～3 次点心，如牛奶、藕粉、鸡蛋、甜点等含能量高的食物。

（二）低能量膳食的应用

低能量膳食的适应证为需减轻体重者、为了控制病情必须减轻机体代谢方面负担的患者。膳食调配时控制每日能量摄入量在 6 270～7 520 kJ；每日蛋白质供应最好大于 1 g/kg；限制脂肪的摄入，尤其是动物性脂肪和胆固醇；适当减少膳食中钠的摄入。

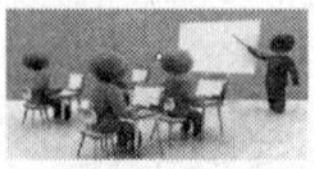

课堂讨论

请同学们讨论哪些食物是蛋白质含量高的食物？哪些食物是碳水化合物含量高的食物？

任务三　人体对营养素的需求

目前已证实人类必须的营养素多达 40 多种，这些营养素必须通过食物摄入来满足人体的需要。每种天然食物中所含营养素的种类和数量各有不同。正确认识营养素的生理功能和机体对营养素的需要量是保持合理营养的基础。

一、蛋白质

蛋白质（Protein）是一切生命的基础。正常成人体内蛋白质占体重的 16%～19%。人体内蛋白质始终处于不断分解和不断合成的动态平衡中，使组织蛋白不断更新和修复。人体每天约更新 3%的蛋白质。

（一）生理功能

1. 构成机体，修补组织

蛋白质是组成机体所有组织、细胞的重要成分。人体内的神经、肌肉、内脏、骨骼，甚至指甲和头发，没有一处不含蛋白质。人体的生长发育、组织细胞的新陈代谢，都离不开蛋白质。

2. 调节体液渗透压和维持酸碱平衡

正常情况下，机体细胞内、外体液的渗透压必须保持平衡，这种平衡是由电解质和蛋白质的共同调节实现的。当人体摄入蛋白质不足时，血浆蛋白浓度降低，渗透压下降，导致水在细胞间隙内积聚，从而出现水肿。同时，为维持细胞生命所必需，也要使体液的 pH 或氢离子浓度保持正常，酸碱之间必须保持平衡。氢离子浓度高时体液呈酸性，为酸中毒；氢离子浓度低时体液呈碱性，为碱中毒。蛋白质是两性物质，能与酸或碱进行化学反应，起到维持体液酸碱平衡的作用。

3. 构成生理活性物质

机体内许多具有重要生理作用的物质也是由蛋白质构成的。如果没有蛋白质的参与，就不能起作用。酶是蛋白质，它参与了机体内环境的各项生命活动：运输氧气的血红蛋白及人体免疫物质的形成需要蛋白质的参与；一些维生素也可以由蛋白质转变而来；另外，血液的凝固、视觉的形成、人体的肌肉运动等，无一不与蛋白质有关。

4. 供给能量

蛋白质是一种能源物质，但它在体内的主要功能并非供给能量。人体能量的主要来源为糖和脂肪。当它们供应不足时，机体会动用蛋白质氧化分解提供能量，每克蛋白质在体内产生 16.7 kJ 的能量。正常情况下，每天有一部分蛋白质氧化分解，向机体提供的能量占每天所需总能量的 10%～15%。

5. 维护皮肤的弹性和韧性

胶原蛋白是人体结缔组织的组成成分，有支撑和保护的作用。人的皮肤中，胶原蛋白含量高达 9%，维护着人类皮肤的弹性和韧性。如长期缺乏蛋白质会导致皮肤的生理功能减退，使皮肤弹性降低，失去光泽，出现皱纹。

（二）氮平衡

蛋白质在体内处于不断合成与分解的动态变化之中。每天约有 3%的蛋白质被分解，同时又有 3%的蛋白质被合成。一定时间内摄入的氮等于排出的氮，称为氮平衡，一般多见于成年人；若摄入的氮大于排出的氮，说明机体处于正氮平衡，一般多见于儿童生长发育时期以及病后恢复期等；若摄入的氮低于排出的氮，则机体处于负氮平衡，见于衰老、禁食和消耗性疾病。蛋白质如长期摄入不足，热能供给不足，活动量过大以及精神紧张都会促使氮平衡趋向负值，导致机体出现生长发育迟缓、体重减轻、贫血、免疫功能低下、易感染、智力发育障碍等症状，严重时可引起营养性水肿。经测定，膳食中不摄入蛋白质时，60 kg 体重的成年男子每日仍可从体内排出 3.2 g 的氮，相当于 20 g 左右的蛋白质，这种氮的损失不可避免，为了维持氮平衡，成人每日至少应从膳食中补充 3.2 g 的氮，即 20 g 的蛋白质，考虑到吸收和利用问题还应多摄入一些。

（三）必需氨基酸

人体的蛋白质种类很多，生物学功能也不相同，但都是由 20 多种氨基酸组成，其中有 8 种人体不能合成，必须由食物供给，称为必需氨基酸。它们是异亮氨酸、亮氨酸、赖氨酸、蛋氨酸、色氨酸、苏氨酸、苯丙氨酸和缬氨酸，婴幼儿尚需加上组氨酸。其余的为非必需氨基酸，可由其他营养物质转变。

某种蛋白质中各种必需氨基酸的构成比例称为氨基酸模式。食物蛋白的氨基酸模式与人体蛋白越接近，才能为机体充分利用，其营养价值也相对越高。当食物中任何一种必需氨基酸缺乏或过量，可造成体内氨基酸的不平衡，使其他氨基酸不能被利用，影响蛋白质的合成。因此，在饮食中提倡食物多样化，将多种食物混合食用，使必需氨基酸互相补充，使其模式更接近人体的需要，以提高蛋白质的营养价值，这种现象称为“蛋白质的互补作用”。

一般来讲，鱼、肉、奶、蛋等动物蛋白质的氨基酸模式与人类接近，因此，营养价值也较高，被称之为完全蛋白。植物性蛋白质的氨基酸模式与人类较远，营养价值较低。谷类蛋白质缺少赖氨酸、色氨酸，影响了其营养价值，故称其为限制氨基酸。将大豆与谷类混合使用时，两者有较好的互补作用，这也是改善蛋白质营养价值的较好方法，所以专业上也把大豆定为优质蛋白质，这种互补类蛋白质应同时摄入，或不超过 5 h。

谷氨酰胺是非必需氨基酸，机体功能正常时，体内可以合成。但在应激条件下，对谷氨酰胺的需要量增加，此时就变为必需氨基酸。谷氨酰胺的临床作用有：① 是人体蛋白质与氨基酸的重要来源，尤其是当患者只能靠静脉营养或要素膳时；② 谷氨酰胺是防止胃肠功能衰竭的最重要营养素；③ 是迄今为止能判断人体是否发生胃肠功能衰竭唯一可靠的指标。如果机体发生胃肠功能衰竭，血中谷氨酰胺水平便会下降。所以也有人将谷氨酰胺称为条件必需氨基酸，被称为条件必需氨基酸的还有精氨酸和丝氨酸等。

（四）食物蛋白质营养价值的评价

1. 蛋白质含量

评定一种食物蛋白质的营养价值，应以其含量为基础。如果食物中蛋白质含量太低，即使摄入的热能超过人体需要，亦不能满足机体需要。蛋白质含氮较稳定，多数蛋白质平均含氮量为 16%，可通过凯氏定氮法测定食物中总氮量并乘以 6.25 来表示蛋白质含量。

2. 蛋白质消化率

是指一种食物蛋白质可被消化酶分解的程度。蛋白质消化率越高，被机体吸收利用的可能性越大，营养价值也相对越高。

由于植物性食物的蛋白质被纤维素包裹，与消化酶接触程度较差，故消化率较动物性食物为低，如肉类的消化率为 92% ~ 94%，蛋类为 98%，而米饭、面制品为 80%，土豆为 74%。但植物性食物通过加工烹调，使纤维素破坏或去除，可提高消化率，如黄豆整粒食用时，其蛋白质消化率只有 65%，将其加工成豆腐后可提高到 90%以上。

食物中蛋白质的消化率以蛋白质能被消化吸收的氮的数量与该种蛋白质含氮总量的比值来表示。蛋白质的消化率不能反映蛋白质在体内利用的程度，因此也不能反映蛋白质真正的营养价值。

3. 蛋白质生物学价值

简称生物价，表示蛋白质吸收后在体内被利用的程度。蛋白质生物学价值的高低取决于必需氨基酸的含量和比值。食物蛋白质的必需氨基酸比值与人体组织蛋白质中氨基酸比值越接近，该食物蛋白质生物学价值越高。公式为：

$$蛋白质的生物学价值=\frac{氮的储留量}{氮的吸收量}\times 100\%$$

各种食物蛋白质生物学价值均不一样，一般动物性食物比植物性食物要高。常见食物蛋白质生物学价值（表 1-5、表 1-6）。

表 1-5　常见食物蛋白质生物学价值

食物	生物价	食物	生物价	食物	生物价
鸡蛋黄	96	牛肉	76	玉米	60
全鸡蛋	94	白菜	76	花生	59
牛奶	90	猪肉	74	绿豆	58
鸡蛋白	83	小麦	67	小米	57
鱼	83	豆腐	65	生黄豆	57
大米	77	熟黄豆	65	高粱	56

表 1-6　几种食物蛋白质的互补作用后的生物价

食物	生物价	食物的组成		
		（1）	（2）	（3）
高粱	56	30	—	—
玉米	60	50	75	40
小米	57	—	—	40
黄豆	65	20	25	20
混合后的生物价		75	76	83

4. 其　他

评价蛋白质营养价值的指标还有许多，如氨基酸评分法、蛋白质净利用率、蛋白质功效比值等。

（五）食物来源与供给量

蛋白质的食物来源：一是动物性食物，如肉、鱼、蛋、奶，其蛋白质含量在 10%～20%，均属于优质蛋白质；二是植物性食物，如谷类、薯类、豆类等，其中大豆类的蛋白质含量为 20%～40%，是唯一能够替代动物性蛋白的植物蛋白质，也属优质蛋白质，谷类为 10%左右，薯类为 2%～3%。我国人民膳食主要以谷类为主，每日膳食中由谷类供给的蛋白质占 30～40 g，甚至更多。

世界各国对蛋白质的供给量没有一个统一的标准，一般对人体需要量的衡量根据年龄的高低有不同的方法。依照中国的饮食习惯和膳食构成，我国 18 岁以上成人蛋白质的推荐摄入量为 1 g/（kg · d）；依据老年人的蛋白质代谢特点，中国营养学会 2013 年提出的《中国居民膳食营养素参考摄入量》中，针对 50 岁以上人群的蛋白质推荐摄入量以男性 65 g/d，女性 55 g/d，蛋白质供给的热量占总热量的 10% ~ 15%为好，并且优质蛋白质每日应不低于供给量的 1/3 ~ 1/2，疾病状态下应个体化对待。

二、脂　类

脂类（Lipids）是一大类具有重要生物学作用的有机化合物，其共同特点是具有脂溶性，可溶于有机溶质，但不能溶于水。它是人体需要的重要营养素之一，是脂肪和类脂的总称。脂肪即中性脂肪，由一分子甘油和三分子脂肪酸构成，故脂肪又称三酰甘油，类脂包括磷脂、糖脂、固醇类、脂蛋白等。正常人体内脂类含量占体重的 14% ~ 19%，肥胖者约为 32%，重度肥胖者可高达 60%左右。随着社会的发展，膳食结构的改变，临床上多种疾病，尤其是心血管系统疾病，与脂类代谢关系越来越密切。

（一）生理功能

（1）人体重要的组成成分。脂肪占体重的 10% ~ 20%，主要分布在皮下、腹腔、脏器周围及肌间隙等处。类脂质如磷脂和固醇是构成细胞的主要原料；细胞膜中含有大量的脂肪酸，是细胞维持正常结构和功能所不能缺少的重要成分。

（2）促进脂溶性维生素的吸收。脂肪不仅与脂溶性维生素共存，还能促进脂溶性维生素在肠道的吸收。

（3）供给机体热能。脂肪是体内产热最高的热源，不仅可直接提供热能，还具有能帮助机体更有效地利用碳水化物节约蛋白质的作用，使蛋白质不被用作热源而发挥其他重要的生理功能。每克脂肪的燃烧，可产生 37.7 kJ 热能。

（4）脂肪也是必需脂肪酸的重要来源。

（5）膳食脂肪能改善食品的感官性状，促进食欲，延迟胃的排空，增加饱腹感。

（6）维持体温，支持和保护脏器，并具有隔热保温作用。

根据脂肪酸碳链长短不同，可将脂肪酸分为长链脂肪酸（14 碳以上），中链脂肪酸（6 ~ 12 碳）和短链脂肪酸（5 碳以下）。按其饱和程度可分为饱和脂肪酸、单不饱和脂肪酸和多不饱和脂肪酸。脂肪中的脂肪酸饱和程度越高，碳链越长，其熔点也越高。动物脂肪中含饱和脂肪酸较多，在常温下呈固态，所以也称为脂，植物脂肪酸中不饱和脂肪酸较多，在常温下呈液态，也称为油。脂肪酸的结构不同，在体内的代谢不同，生理功能也不同。目前认为，从合理营养、预防疾病出发，人体在摄入饱和脂肪酸、单不饱和脂肪酸和多不饱和脂肪酸时，最好有一个合适的比例。

（二）必需脂肪酸

必需脂肪酸是指机体不能合成，必须由食物供给的脂肪酸，多为不饱和脂肪酸。目前认为有 2 种：n-6 系列的亚油酸和 n-3 系列的 α-亚麻酸。亚油酸在体内可以转换成花生四烯酸；

α-亚麻酸可以合成二十碳五烯酸（EPA）和二十二碳六烯酸（DHA）。

1. 主要生理功能

（1）必需脂肪酸是组织细胞的组成成分，参与细胞膜及细胞器磷脂的合成。当缺乏时可导致线粒体肿胀，细胞膜结构和功能改变，膜通透性和脆性增加。皮肤细胞膜对水的通透性增大可发生鳞屑样皮炎、湿疹，红细胞脆性增加，易于破裂造成溶血。

（2）参与脂质代谢。体内胆固醇与必需脂肪酸结合才能进行正常代谢。当必需脂肪酸缺乏时，体内胆固醇转运障碍，不能进行正常代谢，在体内沉积而导致疾病（如动脉粥样硬化，脂肪肝等）。

（3）必需脂肪酸是合成前列腺素的前体；缺乏亚油酸时，组织形成前列腺素的能力减退。

（4）动物精子的形成与必需脂肪酸有关。膳食长期缺乏必需脂肪酸，会导致动物生长发育不良、不孕症，乳汁合成和分泌障碍。

（5）必需脂肪酸对因 X 射线引起的皮肤损害有保护作用。它缺乏时皮肤易发生放射线照射性损伤。

（6）α-亚麻酸与动物的视力、脑发育和行为发育有关。

2. 人体需要情况

人类对必需脂肪酸的需要量难以正确估计，不同年龄阶段、不同生理状况的人群需要量不同。膳食中亚油酸的推荐摄入量常为膳食能量的 3% ~ 5%。当膳食中 α-亚麻酸的摄入量为总能量的 0.5% ~ 1%时，可使组织中合成具有重要生理作用的 $C_{22:6}$n-3 脂肪酸达最高水平。必需脂肪酸的主要膳食来源为富含多不饱和脂肪酸的植物油，不同种类植物油中的必需脂肪酸含量差别很大，见表 1-7。

表 1-7　几种常见植物油的必需脂肪酸含量　　单位：%

油类	亚油酸	α-亚麻酸	油类	亚油酸	α-亚麻酸
大豆	54	7	低芥酸菜籽	22	10
红花	76	0.5	棕榈	10	1
葵花籽	68	1	棉籽	54	1
玉米	50	1	花生	32	—
橄榄	10	1	亚麻籽	16	54

（三）胆固醇

人体内胆固醇的来源：① 肝脏合成，即内源性胆固醇。摄入胆固醇后，其肝内含量升高，可反馈抑制关键性酶，使肝内胆固醇合成减少，但不能降低肝外组织的合成，故仍可升高血浆胆固醇水平；② 来源于动物性食物，即外源性胆固醇，如蛋黄、脑、内脏等。植物性食物中的植物固醇如豆固醇、谷固醇等不易被肠道吸收，并可抑制肠道对胆固醇的吸收。胆固醇虽是引起动脉粥样硬化的重要原因，但也对人体产生重要的生理作用。胆固醇是构成细胞膜的基本成分，是合成前列腺素的前体物质，是合成胆汁酸盐和维生素 D_3 的重要原料，还能合成肾上腺皮质激素及调节机体的物质代谢过程等。

（四）食物来源与供给量

人类脂肪的来源：一是动物性脂肪，如猪油、牛油、羊油、鱼油、奶油等，此类脂肪含饱和脂肪酸较多，必需脂肪酸含量较少（除鱼油外）。二是植物脂肪，如菜油、茶油、麻油、豆油、花生油、玉米油等，此类脂肪在常温下呈液态，含不饱和脂肪酸较多，是必需脂肪酸的良好来源。鱼类脂肪含 EPA、DHA 较多，它们属于 n-3 系列的多不饱和脂肪酸，具有降低血脂和预防血栓形成的作用，故营养学家建议老年人应经常食用水产品，尤其是深海鱼产品，每周至少进食 1 次。动物脑、肝、肾等内脏和蛋黄胆固醇含量较多。

脂肪的供给量以占膳食总热能比例计算，中国营养学会推荐摄入量成年人脂肪供热占总热能比为 20%～30%。其中饱和脂肪酸、单不饱和脂肪酸、多不饱和脂肪酸的比例为 1∶1∶1 为宜。胆固醇的摄入量每天不超过 300 mg。n-3 与 n-6 脂肪酸摄入的比例为 1∶4～1∶6 为宜。除去摄入的动物性食物和植物性食物中所含的脂肪外，老年人烹调油用量以每天不超过 20 g 为宜。

三、碳水化合物

碳水化合物（Carbohydrates）也称糖类，是由碳、氢、氧 3 种元素组成的一大类有机化合物。因其所含的氢和氧比例与水相同，故被称为碳水化合物。糖类中一部分能被人体吸收利用，另一部分不能被人体吸收利用，但也有重要的生理功能，被称为膳食纤维。

（一）生理功能

1. 构成机体组织的重要成分

如糖脂参与细胞膜的构成，粘蛋白参与结缔组织的构成，也是遗传物质 RNA、DNA 的组成成分。

2. 供给热能

碳水化合物提供人体总热能的 60%以上，在体内消化吸收完全，是人体最主要和最经济的供能物质。如脑和神经组织、血细胞、皮肤、睾丸等组织都以葡萄糖为能源物质。

3. 对蛋白质有节约作用

当体内糖类供给充足时，蛋白质可执行其特有的生理功能而避免被作为能量消耗。当碳水化合物缺乏时，就要动用体内蛋白质，甚至是器官中（如肌肉、肝、肾、心脏）的蛋白质，久而久之就会对人体及器官造成损害。节食减肥的危害性也与此有关。

4. 抗生酮和解毒作用

脂肪在体内代谢需要葡萄糖协同作用。若糖类供给不足，则脂肪不能彻底氧化而产生酮体，过多的酮体引起酮血症。体内有充足的糖类，就有抗生酮作用。人体每天至少需 50～100 g 碳水化物才能防止酮血症的产生。

5. 调节血糖

被机体吸收的单糖有的直接被组织利用，有的以糖原形式贮存在肝脏与肌肉中。当饥饿时血糖降低，糖原分解为葡萄糖，使血糖保持在正常范围。而当肝糖原充足时，肝脏对毒物及其代谢物的解毒能力也较强。

6. 膳食纤维的生理功能

（1）增强肠道功能。膳食纤维可促进肠蠕动，缩短大便在肠道的停留时间，增加排便量，可预防肠道疾病和肿瘤的发生。

（2）降低血浆胆固醇。大多数可溶性纤维可降低血浆胆固醇，对防治心脑血管疾病和胆石症有良好作用。

（3）降低餐后血糖。可溶性膳食纤维可降低餐后血糖升高的幅度，降低血清中的胰岛素水平，有利于糖尿病的治疗。

（4）控制体重。膳食纤维可以减缓食物由胃进入肠道的速度和吸水作用，产生饱腹感，可以减少热能的摄入，达到控制体重和减肥的目的。

（5）对抗有害物质。膳食纤维可以与肠道中有害物质结合，减少有害物质的吸收。

（6）维持肠道正常菌群。膳食纤维可以减少有害菌在肠道中的比例，有利于益生菌的生长。

（二）食物来源与供给量

碳水化物的来源甚广，我国居民膳食中的碳水化合物主要来自谷类（如小麦、稻米、玉米、小米、高粱米），含量 70%～75%；干豆类（如绿豆、赤豆、豌豆、蚕豆），含量 50%～60%；薯类（如甜薯、马铃薯、芋头），含量 20%～25%。还有各种食糖，如蔗糖、乳糖、果糖等，但各种食糖除供给热能外，几乎不含其他营养素，营养价值远不如谷类和薯类。膳食纤维广泛存在于植物性食物中，如谷类、根茎类、豆类、蔬菜水果类，但多存在于植物的种皮和外表皮，如农产品加工后小麦的麸皮、豆渣、果渣、甘蔗渣、荞麦皮中，都含有丰富的膳食纤维，动物性食物不含膳食纤维，加工过于精细的谷类食物含量也很少。

中国营养学会建议碳水化合物提供热能以占总热能的 55%～65%为宜，总碳水化合物的平均需要量为每天 120 g。另外，精制糖为纯热能食物，摄入过多易引起肥胖，建议纯糖所供热能不超过总热能的 10%。膳食纤维的适宜摄入量为每天 30 g，每天摄入一定量的植物性食物，如 400～500 g 的蔬菜和水果，及一定量的粗粮如杂豆、玉米、小米等，可满足机体对膳食纤维的需要。

四、维生素

维生素（Vitamin）是维持机体正常生理功能及细胞内特异反应所必需的一类微量、低分子有机化合物。在机体代谢、生长发育过程中起着重要作用。维生素种类很多，化学结构差异很大，但其共同特点是：它们存在于天然食物中，除了其本身形式，还有可以被机体利用的前体化合物形式（维生素原）；在体内既不参与构成组织，又不能提供能量，但常以辅酶或辅基形式担负着特殊的代谢功能；机体需要量极少但绝对不可缺少，否则缺乏到一定程度会引起相应疾病；一般不能在体内合成（维生素 D、维生素 K 例外）或合成数量很少，必须由食物供给。根据其溶解性可将维生素分为脂溶性维生素和水溶性维生素两大类。脂溶性维生素包括维生素 A、维生素 D、维生素 E、维生素 K；水溶性维生素包括 B 族维生素（维生素 B_1、维生素 B_2、维生素 PP、维生素 B_6、叶酸、维生素 B_{12}、泛酸、生物素等）和维生素 C。

（一）维生素 A

1. 概　述

维生素 A 又叫视黄醇，它包括动物性食物中的维生素 A 和植物性食物中的维生素 A 原——胡萝卜素。胡萝卜素为植物中的黄、红色素，在人和动物小肠黏膜内能转变成维生素 A。胡萝卜素分为 α-胡萝卜素、β-胡萝卜素、γ-胡萝卜素 3 种，其中以 β-胡萝卜素生物活性最大，1 μg β-胡萝卜素相当于 0.167 μg 维生素 A（视黄醇）。维生素 A 的数量单位过去以国际单位（IU）表示，近年来改为用视黄醇当量（RE）来表示，即

视黄醇当量（μg）=视黄醇（μg）+0.167×β-胡萝卜素（μg）

1 μg 视黄醇当量=1 μg 视黄醇或 6 μg β-胡萝卜素

1 IU 维生素 A=0.3 μg 视黄醇当量

1 μg β-胡萝卜素=0.167 μg 视黄醇当量

维生素 A 和胡萝卜素遇热和碱均稳定，一般烹调和罐头加工不易破坏，但在存放过程中，空气中的氧能使其氧化破坏，高温和紫外线可促进维生素 A 和胡萝卜素的氧化。当食物中含有磷脂、维生素 E、维生素 C 或其他抗氧化物质时，均可维持维生素 A 与胡萝卜素的稳定性。

2. 主要生理功能

（1）维持正常视觉。维生素 A 在体内参与眼球视网膜内视紫红质的合成与再生，以维持正常视力。

（2）保持上皮细胞组织的正常生长和分化。维生素 A 能参与糖基转移酶系统的功能，对糖基起到运载作用，以保持黏膜上皮细胞中糖蛋白的正常合成。

（3）维持骨骼和牙齿的正常发育。视黄醇可以促进骨细胞的分化，维生素 A 缺乏时可使破骨细胞数目减少，成骨细胞功能失控，并导致骨膜骨质过度增生，骨腔变小，周围的组织产生神经压迫症状。

（4）影响生殖力。维生素 A 的缺乏可能造成雌激素黄体酮的合成减少，生物活性下降，进而影响到肾上腺、生殖腺及胎盘中类固醇激素的产生，使生殖能力明显下降。

（5）促进生长发育。维生素 A 在细胞分化中具有重要作用，对生长发育有促进作用。

（6）提高免疫功能。维生素 A 通过调节细胞免疫和体液免疫来提高免疫功能，它可能与增强巨噬细胞和自然杀伤细胞的活力、改变淋巴细胞的生长或分化有关。

（7）清除自由基与抑制癌症。胡萝卜素有很好的抗氧化作用，能通过提供电子抑制活性氧的生成，达到清除自由基的目的，使得它在延缓衰老方面发挥作用。科学家证明，胡萝卜素和维生素 A 可以促进人体皮肤及黏膜组织细胞的正常分裂，控制其恶变的可能，从而可抑制癌症。

3. 参考摄入量与食物来源

中国营养学会建议我国成年男性维生素 A 的推荐摄入量为每天 800 μg 视黄醇当量，女性为 700 μg 视黄醇当量，可耐受的最高摄入量为 3 000 μg 视黄醇当量。由于胡萝卜素在体内利

用率不很稳定，建议成年人供给量中至少有 1/3 来自动物性食物。维生素 A 的最主要来源是各种动物的肝脏、鱼肝油、鱼卵、全奶、奶油、禽蛋等；植物性食物中含 β-胡萝卜素较多的是红色，橙色、深绿色的蔬菜和水果，如胡萝卜、菠菜、苜蓿、豌豆苗、红心红薯、西红柿、油菜、韭菜、辣椒、冬苋菜等蔬菜，芒果、橘子、枇杷等水果。

（二）维生素 D

1. 概　述

维生素 D 是类固醇的衍生物，主要包括维生素 D_2 和维生素 D_3。在人和动物皮肤内的 7-脱氢胆固醇，经紫外线照射形成维生素 D_3；存在于藻类植物及酵母中的麦角固醇，经紫外线照射形成维生素 D_2。维生素 D 的化学性质比较稳定，在中性和碱性环境中耐热，不易被氧化破坏，如在 130 °C 下加热 90 min 仍能保持其活性。但在酸性环境中则逐渐分解，当脂肪酸败时可使其中的维生素 D 被破坏。

2. 生理功能

维生素 D 的主要生理功能是调节体内钙、磷代谢，促进钙、磷的吸收和利用，维持儿童和成人骨质钙化，促使儿童骨骼生长，保持牙齿正常发育。

3. 参考摄入量与食物来源

中国营养学会建议维生素 D 的推荐摄入量为成年人每天 10 μg，65 岁以上老年人每天 15 μg。维生素 D 主要来自动物肝脏、鱼肝油、蛋黄等。奶类含量不高，故 6 个月以下以奶为主食的婴儿要适量补充，但不可过量。肉类食品及植物性食物含量很少。成年人若能经常接受日照，一般膳食条件下无须补充。对婴儿及儿童来说，经常晒太阳是机体获得维生素 D 的重要途径。

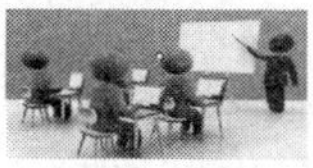

课堂讨论

请同学们讨论为保证摄入适宜的维生素 A、维生素 D、维生素 E，可选用那些食物？老年人对这些食物的适宜摄入量各为多少？

（三）维生素 E

1. 概　述

维生素 E 又称生育酚，为黄色油状液体，溶于脂肪和脂溶剂，对热、酸稳定，遇碱时维生素 E 多被破坏，一般的食物烹调方法对其影响不大。

2. 主要生理功能

（1）抗氧化作用。维生素 E 对氧敏感，故是极有效的天然抗氧化剂，它能阻止不饱和脂肪酸的氧化，减少过氧化脂质的形成，从而保护细胞膜和细胞器的完整性，维护其正常功能。它还能保护某些含巯基的酶不被氧化，从而保护了许多酶系统的活性。

（2）抑制肿瘤发生。维生素 E 在抑制肿瘤方面和维生素 C 是一对孪生者，它能阻断亚硝酸盐的形成，从而阻断亚硝酸与体内的胺或酰胺的反应，防止形成亚硝胺。还有证据表明，维生素 E 和硒能共同保护细胞膜、细胞核和染色体不受致癌物的伤害。

（3）抗衰老美容作用。人体细胞膜含有不饱和脂肪酸，在含氧较多的组织中也容易发生氧化反应，特别是在光照等作用下生成过氧化脂质，即使在含氧较少的组织中也会缓慢进行，同时会致人衰老，如色素沉着“老年斑”的出现。维生素 E 有抗氧化作用，从而可减少脂褐质的形成；同时它还能够改善皮肤弹性，使性腺萎缩减轻，提高免疫能力。因此，维生素 E 在预防衰老中的作用也日益受到重视。

（4）治疗贫血作用。维生素 E 可以保护红细胞细胞膜上的不饱和脂肪酸不被氧化破坏，避免红细胞破裂而产生的溶血性贫血。

（5）与动物的生殖功能有关。维生素 E 与精子的生成和繁殖能力有关。动物试验中，维生素 E 缺乏的雄鼠睾丸不能生成精子，雌鼠的卵不能植入子宫内，胎儿被吸收。

（6）调节血小板的黏附力和聚集作用。维生素 E 可以减少血小板血栓素的释放，抑制血小板的凝聚，从而减少心肌梗死及中风的危险性。

3. 参考摄入量与食物来源

中国营养学会建议我国成人（包括老年人）维生素 E 的适宜摄入量为成人每天 14 mgα-生育酚当量（α-TE），可耐受最高摄入量为 700 mgα-TE/d。维生素 E 广泛存在于植物油及各种油料作物种子中，包括葵花籽、芝麻、玉米、橄榄、花生、坚果等，含量最为丰富的是小麦胚芽。肉类、奶类、蛋类、鱼类、蔬菜水果中维生素 E 含量少。

（四）维生素 K

1. 概　述

维生素 K 又称抗凝血因子。植物合成的维生素 K 为维生素 K_1（人类食物中维生素 K 的主要来源）；细菌合成的为维生素 K_2，动物组织中两者均有。维生素 K 类化合物加热时不易被破坏，但对酸、碱、紫外线均敏感，脂肪酸败时易被破坏而失去活性。

2. 主要生理功能

（1）参与凝血。维生素 K 作为维生素 K 依赖羧化酶的辅酶，参与蛋白质翻译后修饰的羧化反应。涉及蛋白质翻译后修饰的物质包括凝血酶原、凝血因子Ⅶ、凝血因子Ⅸ、凝血因子Ⅹ、蛋白质 S、骨钙蛋白等。凝血因子羧化后才具有钙结合能力，才能启动凝血机制。

（2）调节骨代谢。骨钙蛋白是骨骼中存在最丰富的维生素 K 依赖蛋白，具有与钙结合的特性，可能与骨骼钙化、更新有关。

（3）与心血管健康有关。基质 Gla 蛋白是血管钙化的强抑制剂，维生素 K 缺乏可以使该蛋白低羧化，从而影响血管钙化。

3. 参考摄入量与食物来源

中国营养学会建议我国成人（包括老年人）维生素 K 的适宜摄入量为 80 μg/d。人体维生素 K 的来源有两方面：一是从肠道细菌中合成，占维生素 K 总量的 50%～60%；二是从食物中来，占总量的 40%～50%。绿叶蔬菜和苜蓿类植物中维生素 K 含量丰富，是维生素 K 的良好食物来源，牛奶、肉类、蛋类、谷类、水果和其他蔬菜维生素 K 含量极少。

（五）维生素 B_1

1. 概　述

维生素 B_1 又称硫胺素，也称抗脚气病因子、抗神经炎因子等，是人类发现最早的维生素之一。

2. 主要生理功能

（1）构成辅酶。维生素 B_1 在体内以硫胺素焦磷酸的形式组成脱羧酶，参与丙酮酸的脱羧和氧化过程。

（2）促进肠蠕动。促进乙酰胆碱合成，抑制乙酰胆碱分解，能维持胃肠正常蠕动和消化腺的分泌，有利于食物消化和肠道内容物的排泄。

（3）影响神经-血管系统。维生素 B_1 有助于维持神经传导功能的正常。它缺乏时可引起多种神经炎症，比如老年人可发生脚气病。

3. 参考摄入量与食物来源

维生素 B_1 与体内能量代谢密切相关，故供给量应与机体热能供给量成正比，所以一般按每 4 184 kJ 热能需要 0.5 mg 维生素 B_1 来确定其供给量，孕妇、乳母和老年人应适当增加。按中等体力活动推算，我国成人（包括老年人）维生素 B_1 的推荐摄入量为男性 1.4 mg/d，女性 1.2 mg/d。维生素 B_1 广泛存在于天然食物中，含量丰富的食物有谷类、豆类和干果类。动物内脏（肝、心、肾）、瘦肉、禽蛋中含量也较多。日常膳食中维生素 B_1 主要来自谷类粮食，因它多存在于表皮和胚芽中，如米、面碾磨过于精细，过分淘米或烹调中加碱，均可造成维生素 B_1 大量损失，因此，在食物加工时应该注意这些问题。

（六）维生素 B_2

1. 概　述

维生素 B_2 又称核黄素，呈黄色粉末状结晶，微溶于水，在中性或酸性溶液中对热稳定，但在碱性溶液中则很容易被破坏。游离型维生素 B_2 对光敏感，可被紫外线分解而失活，故维生素 B_2 必须避光保存。

2. 主要生理功能

（1）参与体内生物氧化与能量生成。维生素 B_2 与碳水化合物、蛋白质、核酸和脂肪的代谢有关，可提高机体对蛋白质的利用率，促进生长发育，维护皮肤和细胞膜的完整性。

（2）参与色氨酸形成烟酸的过程。作为辅酶，参与色氨酸变成烟酸、维生素 B_6 转变为磷酸吡哆醛的过程。

（3）具有抗氧化作用。作为谷胱甘肽还原酶的辅酶，参与体内的抗氧化防御系统，维持还原性谷胱甘肽的浓度。

（4）与机体铁的吸收、储存和动员有关。

3. 参考摄入量与食物来源

中国营养学会建议膳食维生素 B_2 的推荐摄入量成年男性为 1.4 mg/d，成年女性为 1.2 mg/d。维生素 B_2 广泛存在于各类食物中，但通常动物性食品中的含量高于植物性食物，如各种动物的肝脏、肾脏、心脏、蛋黄、鳝鱼以及奶类等都含有丰富的维生素 B_2。在许多绿色蔬菜和豆类中含量多，谷类和一般蔬菜中含量较少。因此，为了充分满足机体的需要，除了尽可能利用动物肝脏、蛋、奶等动物性食品外，应多吃新鲜绿叶蔬菜、各种豆类和粗米、粗面，并采取各种措施，尽量减少维生素 B_2 在食物烹调和储藏中的损失。

（七）维生素 B_6

1. 概　述

维生素 B_6 又叫吡哆素，是一组含氮的化合物，包括吡哆醇、吡哆醛、吡哆胺 3 种形式，它们都具有维生素 B_6 的生物活性，而且可以相互转变。吡哆醇主要存在于植物性食物中，吡哆醛、吡哆胺主要存在于动物性食物中。对热及空气较稳定，对酸稳定，容易被碱及紫外线破坏。

2. 主要生理功能

维生素 B_6 作为体内许多酶的辅酶成分，参与一系列重要的生物转化，如氨基酸的转移、氨基酸的脱羧、氨基酸的脱氨、必需脂肪酸的代谢（辅助亚油酸转变为花生四烯酸）、以磷酸化酶的辅酶形式参与糖原代谢等。维生素 B_6 可影响 DNA 的合成，继而影响机体的免疫功能。此外，它还参与运铁血红蛋白的合成以及神经系统中的许多免疫反应。

3. 参考摄入量与食物来源

中国营养学会建议维生素 B_6 的推荐摄入量为成年男/女 1.4 mg/d，50 岁以上者 1.6 mg/d。维生素 B_6 广泛存在于各种食品中，如各种谷类、豆类、肉类、肝脏、牛乳、蛋黄、酵母、鱼、白菜等，食物中维生素 B_6 利用率为 75%。体内肠道细菌也可以合成一部分维生素 B_6，但只有少量被吸收和利用。

（八）维生素 B_{12}

1. 概　述

维生素 B_{12} 又称钴胺素，是唯一含金属元素的维生素。它为淡红色结晶，在强酸、强碱环境中易被破坏，对热较稳定，但在紫外线照射下易被破坏。

2. 主要生理功能

（1）提高叶酸的利用率，从而促进血细胞的发育和成熟。

（2）参与胆碱的合成。胆碱是脂肪代谢中必不可少的物质，缺了它会产生脂肪肝、继发影响肝脏功能。

3. 参考摄入量与食物来源

中国营养学会建议维生素 B_{12} 的推荐摄入量为成年男/女 2.4 μg/d。膳食中维生素 B_{12} 主要来源为动物性食品，如肉类、动物肝脏、鱼、禽、贝壳类及蛋类。乳及乳制品中含量较少。

植物性食品基本不含维生素 B_{12}。此外，发酵的豆制品如腐乳或臭豆腐、豆豉、豆瓣酱等中其含量也较丰富。正常人肠道内的某些细菌利用肠内物质也可合成维生素 B_{12}。

（九）维生素 PP

1. 概　述

维生素 PP 又名维生素 B_5、烟酸、尼克酸、抗癞皮病因子。维生素 PP 呈白色结晶，是最稳定的一种维生素，在光、酸、碱、加热环境下不易被破坏，一般烹调加工过程中损失很少。但溶于水，洗涤时会随水流失。

2. 主要生理功能

（1）辅酶功能。烟酸在体内以烟酰胺的形式构成呼吸链中的辅酶Ⅰ和辅酶Ⅱ，而辅酶Ⅰ和辅酶Ⅱ是组织中重要的递氢体，在物质代谢和生物氧化过程中起着重要作用。辅酶Ⅰ参与蛋白质核糖基化过程，与 DNA 复制、修复和细胞分化有关。辅酶Ⅱ在维生素 B_6、泛酸和生物素存在下参与脂肪酸、胆固醇以及类固醇激素等的生物合成，可以调节体内胆固醇水平，改善心血管系统的功能。

（2）维护皮肤、消化系统及神经系统的正常功能。缺乏时发生以皮炎、肠炎及神经炎为典型症状的癞皮病。

（3）葡萄糖耐量因子的组成成分。葡萄糖耐量因子是从酵母中分离出的一部分有机铬复合物，具有加强胰岛素效能的作用，但其作用机制尚不明确。

3. 参考摄入量与食物来源

维生素 PP 的需要量与能量的需要量呈正比，能量消耗增加时，烟酸的需要量也增多，由于色氨酸在体内能转换成烟酸，平均 60 mg 色氨酸生成 1 mg 烟酸，因此，推荐摄入量以烟酸当量（NE）表示：烟酸当量（mg NE）=烟酸（mg NE）+1/60 色氨酸（mg）。中国营养学会建议我国老年人维生素 PP 的参考摄入量略低于其他年龄段成人，其中 65～80 岁男性为 14 mg NE/d，女性为 11 mg NE/d；80 岁以上男性为 13 mg NE/d，女性为 10 mg NE/d。维生素 PP 广泛存在于动物性食物和植物性食物中，含量较高的有酵母、动物的肝脏、全谷、种子及豆类。在一些植物（如玉米、高粱）中烟酸并不低，但其中的烟酸呈结合状态，不能被人体吸收和利用，因此，以玉米为主食的地区癞皮病的发生率往往较高。

（十）维生素 C

1. 概　述

维生素 C 又叫抗坏血酸。维生素 C 呈白色结晶，易溶于水，在弱酸条件下较稳定，遇碱、热、氧易被破坏。加热烹调处理、太阳直射、浸水等，都会让蔬菜中的维生素 C 大幅度减少。黄瓜、白菜等食物中的氧化酶或炊具和餐具中的 Cu^{2+}、Fe^{3+}可加速其氧化破坏。血浆中维生素 C 主要以还原形式存在，还原型和氧化型比值为 15∶1。

2. 主要生理功能

（1）促进胶原形成：在合成胶原蛋白的羟化反应中，维生素 C 是羟化酶保持活性所必需的辅助因子。维生素 C 缺乏时胶原合成产生障碍，容易导致皮肤出血、牙龈萎缩。

（2）促进胆固醇代谢。胆固醇转化为胆汁酸的过程中需要维生素 C 的参与。维生素 C 缺乏时胆固醇转化为胆汁酸的过程受限，血胆固醇升高，容易引起动脉粥样硬化。

（3）促进药物或毒物代谢。维生素 C 能使反应酶的活性升高，加快药物或毒物的解毒作用；它对铅化物、砷化物、苯及细菌素等也具有解毒作用，故临床上维生素 C 是常用的解毒剂之一。

（4）促进神经递质合成。维生素 C 参与羟化酶作用，它缺乏时，神经递质的合成受到影响。

（5）抗氧化作用。维生素 C 是一种水溶性、强有力的抗氧化剂，可以清除自由基，有抗衰老、分解皮肤中的色素、防止发生黄褐斑等作用，在保护 DNA、蛋白质和膜结构免遭损伤方面起着重要作用。

（6）改善铁、钙和叶酸的利用。维生素 C 具有还原性，能使血浆中铁传递蛋白的三价铁还原为二价铁，从而被释放出来，二价铁再与肝脏铁蛋白结合，提高肝脏对铁的利用率，有助于防治缺铁性贫血；维生素 C 还能促使叶酸还原成四氢叶酸，对巨幼红细胞性贫血有一定疗效。

（7）其他作用。维生素 C 可抑制亚硝胺合成，预防癌体；体内高浓度的维生素 C 有助于胱氨酸还原成半胱氨酸，促进抗体形成。

3. 参考摄入量与食物来源

中国营养学会建议我国居民（包括老年人）维生素 C 的参考摄入量为 100 mg/d。维生素 C 主要来源于深色的新鲜蔬菜和水果，如柑橘（绿色、红色、黄色）、鲜枣、猕猴桃、草莓、菠菜、辣椒、西红柿等。在动物性食物中，动物的肝、肾以及肉、鱼、蛋、奶类都含有少量维生素 C。

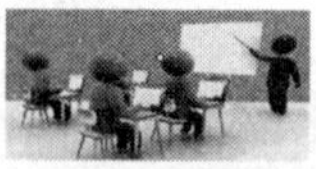

课堂讨论

请同学们讨论维生素 B_1、维生素 C 有哪些主要生理功能？维生素 B_1、维生素 C 的食物来源有哪些？

五、矿物质

矿物质又称无机盐，是人体内除碳、氢、氧、氮及其所构成的蛋白质、脂类、碳水化合物等有机化合物以外的无机物的总称。根据体内含量和膳食中的需要量，分为常量元素和微量元素两大类。其中含量大于体重 0.01%的元素称为常量元素或宏量元素，如钙、磷、钾、钠、硫、氯、镁等；含量小于体重 0.01%并有一定生理功能的元素为微量元素，其中铁、铜、碘、锌、硒、钼、钴、铬 8 种为人体必需的微量元素；锰、镍、硅、矾、硼 5 种为人体可能必需的微量元素；氟、铅、镉、汞、砷、铝、锂、锡是具有潜在毒性的，但低剂量时可能为人体所必需的微量元素。

（一）钙

1. 概　述

钙（Calcium，Ca）是人体含量最多的无机元素，正常成人含钙总量为 1 000～1 200 g，相当于体重的 1.5%～2.0%，其中 99%集中在骨骼和牙齿中；剩余 1%的钙以离子状态与柠檬酸螯合、与蛋白质结合的状态分布在软组织、细胞外液和血液中，称为混溶钙池。当膳食缺钙或集体发生钙丢失时，骨中的钙不断地从破骨细胞中释放出来，进入混溶钙池；混溶钙池的钙也会不断地沉积于成骨细胞。

钙主要在小肠被吸收。维生素 D 是促进钙吸收的重要因素，乳糖及适量的蛋白质也有利于钙的吸收。但膳食中的植酸、草酸、磷酸、未被吸收的脂肪酸、膳食纤维或者长期服用抗酸药、四环素等均可干扰钙的吸收。钙的吸收还与膳食中钙的含量、年龄等有关，钙摄入量越大、年龄越大，吸收率越低，老年人钙的吸收率仅有 15%左右。钙的缺乏症有佝偻病、骨质疏松症和骨质软化症。

2. 主要生理功能

（1）构成骨骼和牙齿。人体骨骼和牙齿的主要成分是钙的磷酸盐。骨骼中的钙与混溶钙池维持着动态平衡，但 40～50 岁以后，骨吸收大于骨生成，骨中钙含量下降。女性停经后因雌激素水平下降，骨组织中钙含量明显降低，更容易引起骨质疏松症。

（2）维持神经肌肉的正常活动。钙离子能维持神经肌肉的正常生理活动，包括神经肌肉的兴奋性、神经冲动的传导、心脏的搏动等。当血清钙浓度下降时，神经肌肉兴奋性升高，可引起抽搐、惊厥。若血清钙浓度过高，则可引起心力衰竭和呼吸衰竭。

（3）其他功能。钙离子参与调节生物膜的完整性和通透性，对细胞功能的维持、酶的激活都有重要作用，比如脂肪酶、蛋白质分解酶等都需要钙的激活。细胞内钙离子还会参与调节多种激素和神经递质的释放、介导激素。钙还参与血液凝固、血压调节等生理过程。

3. 参考摄入量与食物来源

中国营养学会建议我国老年人的钙参考摄入量为 1 000 mg/d，可耐受最高摄入量为 2 000 mg/d。从食物中摄取钙时，应考虑钙含量及其利用率。奶与奶制品是膳食钙的最理想来源，鲜奶钙含量为 1 000～1 200 mg/d，而且吸收率也高。大豆及其制品也是很好的来源；小虾米、贝类、鱼、海带、坚果、部分深绿色蔬菜钙含量也较高。骨头汤中游离钙的含量很有限，加醋后钙增加也很少，不建议作为补钙食物。部分食物的钙含量（表 1-8）。考虑老年人钙的吸收率明显下降和女性老年人绝经后骨钙释出量增多，50 岁以上人群每天钙的摄入量应在 1 000 mg 以上。

表 1-8　部分食物的钙含量　　单位：mg/100 g

食物	钙	食物	钙	食物	钙	食物	钙
芝麻酱	1 170	虾米	555	紫菜（干）	264	油菜心	156
虾皮	991	草虾	403	杏仁	248	扇贝	142
发菜	875	银耳（干）	369	黑木耳	247	鲜牛奶	104
榛子（炒）	815	海带（干）	348	黑大豆	224	芹菜	80

续表

食物	钙	食物	钙	食物	钙	食物	钙
奶酪	799	豆腐干	308	海蟹	208	西兰花	67
芝麻（黑）	780	黄花菜	301	黄豆	191	鸡蛋	56
苜蓿	713	泥鳅	299	香菜	170	米饭	7
全脂奶粉	676	花生（炒）	284	豆腐	164	苹果	4

（二）磷

1. 概　述

磷（Phosphorus）是人体内含量仅次于钙的无机元素，成人体内含量 600～700 g，约为体重的 1%，占无机盐总量的 1/4。体内 85%的磷与钙结合，存在于牙齿和骨骼中，其余分布在全身各组织和体液中（其中一半存在于肌肉组织），在骨形成过程中 2 g 钙需 1 g 磷，磷酸盐与胶原纤维的共价连接在骨矿化中起重要作用。磷与钙关系密切，两者的吸收、代谢均受到维生素 D、甲状旁腺素、降钙素的调节，钙或磷体内含量过多或者不足都会影响另一个元素的正常利用。

2. 主要生理功能

（1）骨骼、牙齿和软组织的构成成分。主要以无机磷酸盐的形式存在于骨骼和牙齿中。在骨的形成中，钙与磷之比为 2∶1，磷的重要性与钙盐类似。

（2）参与能量的储存和释放。磷参与三磷酸腺苷（ATP）、磷酸肌酸的构成，对能量的储存和释放起重要作用。

（3）参与酶的组成。磷是体内许多辅酶的重要组成部分，如磷酸吡哆醛、硫胺素焦磷酸酯等都含有磷。

（4）参与物质代谢。蛋白质、脂肪、碳水化合物的代谢需要磷的参与，很多反应须经磷酸化后才能继续。

（5）调节酸碱平衡。磷酸盐在维持体液酸碱平衡上起着缓冲作用，并参与调节维生素 D 的代谢过程。

3. 参考摄入量与食物来源

中国营养学会建议我国 65～80 岁老年人磷的参考摄入量为 700 mg/d，80 岁以上老年人为 670 mg/d，可耐受最高摄入量为 3 000 mg/d。同时磷的摄入量应与钙保持在 1∶1.2～1∶1.5 的比例。磷的来源很广泛，一般膳食中不会缺乏，肉、鱼、蛋、坚果、豆类等均是磷的良好食物来源。

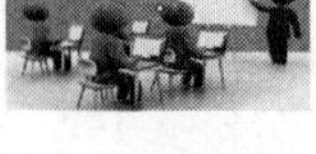

课堂讨论

请同学们讨论矿物质中钙、铁有哪些主要生理功能？钙、铁的食物来源有哪些？

（三）钾

1. 概 述

钾（Kalium，K）为人体重要的阳离子之一，正常人血浆中钾的浓度为 3.5 ~ 5.3 mmol/L，人体内的钾约为无机盐总量的 5%，主要存在于细胞内。钾的排泄主要是经肾由尿中排出。临床上需注意避免低钾血症和高钾血症的发生。

2. 主要生理功能

（1）参与细胞的新陈代谢和酶促反应。比如，葡萄糖和氨基酸经过细胞膜进入细胞并合成糖原和蛋白质的过程，必须有一定量的钾参与，ATP 的生成也需要钾。

（2）维持渗透压和酸碱平衡。钾与细胞外液中的钠离子共同维持细胞内渗透压，并调节酸碱平衡。

（3）维持神经肌肉的兴奋性。钾与钠、钙、镁协同维持神经、肌肉的应激性和正常功能。心肌细胞内外适宜的钾浓度与心肌的兴奋性、传导性和自律性密切相关，钾不足或过量均会导致心律失常。另外，流行病学研究发现，钾的摄入量与高血压在一定范围内呈负相关。

3. 参考摄入量与食物来源

中国营养学会建议我国成人（包括老年人）钾的适宜摄入量为 2 000 mg/d。钾的食物来源广泛，蔬菜、水果是钾的最好来源。富含钾的食物有扁豆、蚕豆、黄豆、冬菇、竹笋、紫菜、黑木耳等。

（四）镁

1. 概 述

镁（Magnesium）是多种细胞基本生化反应中必需的物质，人体含 20 ~ 30 g 镁，约占体重的 0.05%。体内大部分镁存在于骨骼中，其余存在于软组织和体液中，肝与肌肉是镁浓度最高的软组织。镁主要在小肠吸收，膳食中的钙、乳糖、植酸、草酸、磷酸等均能影响镁的吸收，镁的排泄主要是经肾由尿中排出，肾脏对体内镁的浓度有调节作用。

2. 主要生理功能

（1）酶的激活剂。镁是 300 多种酶促反应的激活剂，参与体内的代谢活动。

（2）调节神经肌肉的兴奋性。镁与钙对神经肌肉的作用相同。血中镁和钙浓度过低时，神经肌肉的兴奋性均增高，反之，浓度过高则有镇静作用。

（3）促进骨骼生长。镁对骨骼的生长和功能均有一定的促进作用，是维持骨细胞结构和功能必需的元素。血清镁含量极低时，甲状旁腺功能低下，可引起低钙血症。

（4）维护肠道功能。硫酸镁可促使胆囊排空，具有利胆作用。碱性镁盐可中和胃酸。镁离子在肠道中吸收慢，促使水分滞留，具有导泄作用。低浓度镁可减少肠壁张力和蠕动，有解痉作用。

3. 参考摄入量与食物来源

中国营养学会建议中国 65 ~ 80 岁老年人镁的参考摄入量为 320 mg/d，80 岁以上老年人为 310 mg/d。镁的食物来源是植物性食物，比如绿叶蔬菜、粗粮、坚果。淀粉类和动物性食物（如肉类、奶类）中镁含量较少。镁也可以从水中少量获得。

（五）铁

1. 概　述

铁（Ferrum，Fe）是人体微量元素中含量最多的一种，总量为 4 ~ 5 g，其中 60% ~ 70% 存在于血红蛋白，3%存在于肌红蛋白，1%为含铁酶类，如细胞色素、细胞色素氧化酶，过氧化物酶与过氧化氢酶等，这些统称为功能性铁。其余 25% ~ 30%为储存铁，主要以铁蛋白、含铁血黄素的形式存在于肝、脾和骨髓中。

铁主要以二价铁的形式在十二指肠和空肠上段被吸收。食物中的铁有血红素铁和非血红素铁两种形式，血红素铁主要存在于各种动物性食物中，直接被肠黏膜上皮细胞吸收，其吸收率为 15% ~ 35%。而植物性食物中主要含非血红素铁，吸收率仅为 1% ~ 10%。膳食中的磷酸盐、植酸、草酸、鞣酸、浓茶、咖啡、碱性药物、慢性腹泻、高磷低钙等都会影响非血红素铁的吸收。维生素 C、某些单糖和有机酸均可促进铁的吸收。

铁在体内代谢过程中，可被机体反复利用，绝对丢失量很少，主要通过肠道排出。体内缺铁时，铁的消耗分为三阶段，第一阶段“铁减少期”，体内储存铁减少，血清铁浓度下降，无临床症状；第二阶段“红细胞生成缺铁期”，血清铁浓度下降，运铁蛋白浓度降低，血红蛋白浓度尚未降至贫血标准，处于亚临床状态；第三阶段“缺铁性贫血期”，血红蛋白和血细胞比容下降，开始出现面色苍白、头晕，气短，乏力、心悸、注意力不集中、食欲下降、恶心等临床症状。

2. 主要生理功能

（1）参与体内氧的运输和组织呼吸过程。铁是血红蛋白、肌红蛋白以及某些呼吸酶的构成物质，参与体内氧和二氧化碳的运输、交换和组织呼吸过程。

（2）维持正常的造血功能。铁与红细胞的形成和成熟有关，铁在骨髓造血组织中，与原卟啉、珠铁蛋白结合形成血红蛋白，当机体缺铁时，血红蛋白合成不足，导致缺铁性贫血。

（3）参与其他重要功能。抗体的产生、β-胡萝卜素转化为维生素 A 的过程以及药物在肝脏的解毒等均需要铁的参与。

3. 参考摄入量与食物来源

中国营养学会建议中国老年人铁的推荐摄入量为 12 mg/d，可耐受最高摄入量为 42 mg/d。膳食中铁的良好来源为动物性食品，如肝脏、瘦肉、鸡蛋、动物全血、禽类、鱼类等。牛奶及其制品和大部分的植物性食物含铁量不高且吸收利用率较低。部分食物的铁含量见表 1-9。

表 1-9　部分食物的铁含量　　单位：mg/100 g

食物	铁	食物	铁	食物	铁
黑木耳	97.4	豆腐皮	13.9	鸡蛋黄	6.5
紫菜（干）	54.9	虾米（海米）	11.0	羊肉（瘦）	3.9
蛏子	33.6	香菇	10.5	毛豆	3.5
鸭血（白鸭）	30.5	葡萄干	9.1	花生	3.4
黑芝麻	22.7	猪血	8.7	瘦猪肉	3.0
猪肝	22.6	黄豆	8.2	菠菜	2.9
扁豆	19.2	虾皮	6.7	牛奶	0.3

（六）碘

1. 概　述

碘（Iodine，I）在人体的含量为 20～50 mg，甲状腺内含碘量最多，占总量的 70%～80%，其余的碘分布在皮肤、骨骼、中枢神经系统及其他内分泌腺体。人体碘 80%～90%来自食物，10%～20%由水提供。食物中的碘一般在 3 h 可被完全吸收，并迅速运转至血液，与血液中蛋白质结合，遍布各组织中。甲状腺摄取和浓缩碘的能力最强，碘在甲状腺以甲状腺激素和其他碘化物的形式储存。体内碘主要经肾脏排泄。

2. 主要生理功能

（1）促进生物氧化，维持正常代谢。碘能活化许多重要的酶，促进三羧酸循环的生物氧化，协调生物氧化和磷酸化的偶联，促进物质的分解代谢，增加耗氧量，产生能量，在蛋白质、脂肪、糖代谢以及水盐代谢过程中均有重要意义。

（2）促进维生素的吸收和利用。甲状腺素可以加快胡萝卜素转化成维生素 A 的速度、促进烟酸的吸收和利用。

3. 参考摄入量与食物来源

中国营养学会建议中国老年人碘的参考摄入量为 120 μg/d，可耐受最高摄入量为 600 μg/d。海盐和海产品含碘丰富，是碘的良好食物来源。含碘丰富的海产品有海带、紫菜、海鱼、虾皮、蚶干、蛤干、淡菜、海参、海蜇、带鱼等。在缺碘地区补充强化碘的食物是预防地方性甲状腺肿的最好途径，其中强化碘盐是世界上大多数国家采用的最广泛且效果最好的补碘方式。

（七）锌

1. 概　述

锌（Zinc，Zn）在人体的含量为 2～3 g，微量元素中含量仅次于铁，主要存在于肌肉、骨骼、皮肤。按单位重量含锌量计算，以视网膜、脉络膜、前列腺为最高；其次为骨骼、肌肉、皮肤、肝、肾、心、胰、脑和肾上腺等。锌的吸收主要在十二指肠和空肠。植酸、鞣酸、钙、铁等可阻碍锌的吸收，蛋白质、维生素 D 可促进锌的吸收。锌主要由粪便排出。

2. 主要生理功能

（1）酶的构成成分或激活剂。人体内有 200 多种含锌金属酶，如超氧化物歧化酶、苹果酸脱氢酶、碱性磷酸酶、乳酸脱氢酶等，在参与组织呼吸、能量代谢及抗氧化过程中发挥了重要作用。DNA 聚合酶和 RNA 聚合酶等酶的活性发挥也需要锌。

（2）促进创口愈合。锌参与蛋白质和核酸的合成，细胞的生长、分裂和分化等过程，能促进组织再生。老年人手术后如缺锌，创口不易愈合，易感染。

（3）促进机体免疫功能。锌通过作用于中枢和外周的免疫器官，影响外周 T 淋巴细胞的数量和活力，同时与免疫细胞的凋亡也有关。缺锌时，老年人机体免疫功能下降易患各种疾病且不易康复。

（4）合成味觉素。锌与唾液蛋白结合形成味觉素，维持味蕾的正常结构和功能。缺锌时会引起食欲不振、味觉减退。

（5）其他。锌参与细胞膜结构的组成，维持细胞膜的稳定，并对细胞内外各种代谢活动起调节作用。锌还可作为维生素 A 还原酶的组成部分，参与维生素 A 的合成和利用。

3. 参考摄入量与食物来源

中国营养学会建议中国成人（包括老年人）锌的推荐摄入量为男性 12.5 mg/d，女性 7.5 mg/d，可耐受最高摄入量均为 40 mg/d。老年人锌缺乏常表现为食欲不振，免疫力下降、记忆力减退、创伤愈合不良等症状。一般来说，锌的主要来源是动物性食物，如贝壳类海产品、红色肉类、动物内脏。植物性食物含锌量偏低，谷类食物还受加工影响，加工越精细、锌的损失越多。

（八）硒

1. 概　述

硒（Selenium，Se）是人体必需的微量元素之一，人体内含硒总量为 14 ~ 20 mg。广泛分布于所有的组织和器官中，主要在小肠被吸收，大部分经尿排出。人体内硒的水平常与地理环境、个人的饮食习惯有关。克山病是一种以心肌损害为特征的地方性疾病，其病因至今未明，但普遍认为缺硒是克山病的基本发病因素，研究也证明补硒可有效预防克山病的发生。硒还与肿瘤、心血管疾病有一定关系。

2. 主要生理功能

（1）抗氧化作用。硒作为谷胱甘肽过氧化物酶的重要组成成分，它可以在人和动物体内起抗氧化作用，防止过多的过氧化物损害机体新陈代谢，同时保护细胞膜和细胞，维持细胞正常功能。

（2）解毒作用。硒对金属有很强的亲和力，在体内硒与汞、镉、铅等金属结合形成金属硒蛋白复合物，促使金属排出体外而起到解毒作用。

（3）保护血管、维护心肌健康。硒对心肌纤维、小动脉及微血管的结构和功能均有重要作用，可保护血管和心肌健康，降低心血管病的发病率。体内硒缺乏容易导致克山病，表现为心脏扩大、心功能失代偿、心力衰竭、心源性休克、心律失常、心动过速或过缓等症状。

（4）其他。硒能刺激免疫球蛋白及抗体的产生，与机体的免疫系统关系密切；硒能减少视网膜的氧化损伤，从而保护视觉器官。硒对某些化学物有阻断效果，有抗肿瘤的作用。

3. 参考摄入量与食物来源

中国营养学会建议我国成人（包括老年人）硒的推荐摄入量为 60 μg/d，可耐受最高摄入量为 400 μg/d。动物性食物（如肉类、肝、肾）及海产品是硒的良好来源。谷类和其他植物性食物的硒含量较依赖于土壤中的硒含量。中国不仅有低硒地带，也有高硒地区。

六、水

1. 概　述

水（Water）是重要的营养物质，是机体的主要成分。体内水主要分布在细胞内液、细胞间液和血浆中。成年男性总含水量约占体重的 70%，成年女性约占 50%，小儿占 75%。人体除与外界交换水分外，体内各部分体液也不断相互交换。在正常情况下，机体水的摄入量和水的排出量大致相等。

2. 主要生理功能

（1）构成机体细胞核体液的重要组成成分。

（2）参与体内新陈代谢。

（3）调节人体体温。水可吸收代谢过程中产生的热使体温不至于过热，同时高温下体热可随水经皮肤蒸发散热而维持体温恒定。

（4）润滑作用。在关节、胸腔和肠胃道等部位都存在一定水分，以润滑和保护相应组织器官。

3. 水的需要量

水的实际需要量因年龄、性别、运动量和生理状况等不同而不同。中国营养学会建议的每天需水量 8～9 岁为 70～100 mL/kg，10～14 岁为 50～80 mL/kg，成人为 40 mL/kg，或每日最少饮水 1 200 mL。

项目测试

【A1 型题】

1. 关于平均需要量，下列说法中正确的是（　　）。
   A. 是制订推荐摄入量的基础　　B. 是指安全摄入量
   C. 是指需要吸收的量　　D. 是指膳食的需要量
   E. 可满足 100%个体对某营养素的需要
2. 关于可耐受的最高摄入量，下列说法正确的是（　　）。
   A. 达到此水平时对人体可能有益
   B. 是一个摄入水平的建议量
   C. 指平均每日可以摄入的最高量
   D. 摄入量一旦达到 UL 值，就会产生毒副作用
   E. 摄入量达到 UL 水平对几乎所有个体均损害健康
3. 必需氨基酸的概念是（　　）。
   A. 人体能够合成，不需要食物供给的氨基酸
   B. 人体不能合成或合成速度较慢，不能满足需要
   C. 完全由体内合成的氨基酸
   D. 完全由食物供给的氨基酸
   E. 人体有 12 种不能合成
4. 味觉减退或有异食症可能是由于缺乏（　　）。
   A. 钙　　B. 铁　　C. 锌
   D. 硒　　E. 碘
5. 我国成人膳食中碳水化合物提供的能量应占总能量的（　　）。

A. 45%以下　B. 45%～54%　C. 55%～65%
D. 65%～79%　E. 80%以上

6. 微量元素是指（　　）。
A. 人体需要量很少的元素　B. 自然界含量很少的元素
C. 人体吸收率很低的元素　D. 人体利用率很低的元素
E. 人体难以吸收的元素

7. 合理营养是指（　　）。
A. 平衡的营养　B. 全面而均衡的营养
C. 全面的营养　D. 摄入食物的量不多不少
E. 摄入含有各种营养素的食物

8. 糖类的主要来源是（　　）。
A. 薯类　B. 蔬菜　C. 谷类
D. 肉类　E. 蛋、奶类

9. 膳食纤维主要来源于（　　）。
A. 蔬菜水果　B. 牛奶　C. 红薯
D. 豆奶　E. 鸡蛋

10. 下列不利于钙吸收的因素是（　　）。
A. 维生素 D　B. 乳糖　C. 氨基酸
D. 充足的蛋白质　E. 脂肪酸

11.（　　）是脂溶性维生素。
A. 硫胺素　B. 尼克酸　C. 视黄醇
D. 抗坏血酸　E. 以上都不是

12. 儿童长期缺锌可导致以下疾病，不包括（　　）。
A. 性发育迟缓　B. 创伤愈合不良　C. 多发性神经炎
D. 生长发育障碍　E. 垂体调节功能障碍

13. 以下老年人合理平衡膳食的要求中，不正确的是（　　）。
A. 蛋白质以动物性优质蛋白为主，数量足而不过多
B. 少吃动物脂肪
C. 供给充足的无机盐和维生素
D. 热能摄入量适当降低
E. 可多吃点精制糖

14. 以下对合理营养的基本要求，不正确的是（　　）。
A. 摄取的食品应供给足量的营养素和热能
B. 食物应对人体无毒害
C. 食物不应有微生物污染及腐败变质
D. 爆炒、油炸使食品具有良好的色、香、味，所以这是良好的烹调方法
E. 应有合理的膳食制度和良好的进食环境

15. 成人蛋白质所供热能应占全日热能摄入量的（　　）。

A. 12% ~ 15%　　B. 15% ~ 20%　　C. 25% ~ 30%

D. 20% ~ 30%　　E. 20% ~ 25%

16. 主要的产热营养素是（　　）。

A. 蛋白质、维生素、无机盐　　B. 脂类、糖类、蛋白质

C. 糖类、维生素　　D. 脂肪、蛋白质

E. 维生素

17. 建议成人每日需水量最少是（　　）。

A. 300 mL　　B. 500 mL　　C. 800 mL

D. 1 200 mL　　E. 2 000 mL

18. 下列具有抗衰老作用的营养素是（　　）。

A. 脂肪　　B. 维生素 D　　C. 维生素 E

D. 铁　　E. 硒

19. 中国营养学会建议我国老年人钙的参考摄入量为（　　）。

A. 500 mg/d　　B. 800 mg/d　　C. 1 000 mg/d

D. 1 500 mg/d　　E. 3 000 mg/d

20. 发生坏血病的患者，主要是膳食中（　　）供应不足。

A. 肉类　　B. 蛋类　　C. 谷类

D. 蔬菜、水果　　E. 锌

【A2 型题】

21. 2 岁男童，生长发育迟缓，精神不佳，体重过轻，下肢轻度水肿，可能是（　　）缺乏。

A. 维生素 C　　B. 钙　　C. 必需脂肪酸

D. 碳水化合物　　E. 蛋白质

22. 某山区居民常年以玉米为主食，此地区的居民易发生（　　）。

A. 脂溢性皮炎　　B. 癞皮病　　C. 脚气病

D. 佝偻病　　E. 白内障

23. 某在校男生，16 岁，2 年来身高增长迅速，最近出现视物不清且逐渐加重，全身皮肤干燥并脱屑，该生需高度怀疑缺乏（　　）。

A. 钙　　B. 维生素 A　　C. 维生素 B_2

D. 维生素 PP　　E. 维生素 C

24. 某高职女生，自述心慌、气短、头晕、眼花，医院确诊为缺铁性贫血，对改善其症状最好的食物宜选择（　　）。

A. 动物肝脏　　B. 蔬菜　　C. 谷类

D. 水果　　E. 豆类

25. 某 60 岁男子日平均摄入蛋白质 88 g、脂肪 100 g 和碳水化合物 320 g，其蛋白质、脂肪和碳水化合物的日均净供能分别是（　　）

A. 1 469 kJ、3 780 kJ、5 376 kJ　　B. 84.5 kJ、216 kJ、307.2 kJ

C. 352 kJ、900 kJ、1 280 kJ　　D. 303.8 kJ、645 kJ、1 582 kJ

E. 72 kJ、155 kJ、379.8 kJ

【A3 型题】

（26～28 题共享题干）

老年公寓最近入住了一位来自内蒙古牧区的 65 岁牧民，老人平素以肉食为主，反复牙龈出血、鼻出血、皮下出血。

26. 从营养学角度考虑可能缺乏的营养素是（　　）。

A. 维生素 C　　B. 碳水化合物　　C. 锌

D. 维生素 B_2　　E. 叶酸

27. 如果考虑药物治疗，应首选（　　）。

A. 叶酸制剂　　B. 硫酸亚铁制剂　　C. 维生素 K 制剂

D. 维生素 B_{12} 制剂　　E. 维生素 C 制剂

28. 对老人进行健康教育，应建议其多食用的食物是（　　）。

A. 粮谷类　　B. 豆类及其制品　　C. 蛋类

D. 海产品　　E. 新鲜蔬菜和水果

（29～30 题共享题干）

老年病区张奶奶 72 岁，近期常有头晕、乏力、耳鸣、眼花、失眠、烦闷、小腿抽搐症状。

29. 你认为张奶奶最可能缺乏的元素是（　　）。

A. 钙　　B. 铁　　C. 锌

D. 硒　　E. 碘

30. 可建议张奶奶经常食用的植物性食品是（　　）

A. 红薯　　B. 藕粉　　C. 小米粥

D. 水果　　E. 大豆及其制品

项目二

营养调查与评价

学习目标

1. 掌握体格测量的方法；
2. 熟悉膳食营养素计算与评价；
3. 了解营养缺乏症临床检查方法及综合营养评定指标；
4. 培养学生养成严谨求实的职业道德，在实施老年人营养调查与评价时能够做到客观、准确，尊重和关心老年人。

营养调查是应用调查手段准确了解社会某一人群（以至个体）某一时间断面的营养状况及其连续的动态变化。目的是发现营养方面存在的问题，找出其原因，并提出改进措施。全面的营养调查一般包括膳食调查、体格测量、营养缺乏病的临床体征检查和临床生化检查四部分。

任务一 膳食调查与评价

工作情景与任务

导入情景：

蔡大爷，69岁，退休职工。到社区医院接受营养调查，李护士与她亲切沟通后，先是给她测量身高（160 cm）、体重（54 kg）、上臂围（24.2 cm），然后进行其他项目的检查及问卷调查。

工作任务：

1. 正确计算蔡大爷的标准体重、体质指数及上臂肌围。
2. 对蔡大爷的营养状况做出初步评估。

膳食调查是营养调查的重要组成部分，目的是了解在一定时期内人群膳食摄入的状况，并与中国居民膳食营养素参考摄入量（DRIs）比较，以此来评定营养需要得到满足的程度，单独膳食调查的结果可作为对所调查对象进行营养咨询、营养改善和膳食指导的依据。住院患者中某些病种或疾病的某个阶段，需要膳食调查，此调查所得到的数据信息可用于个体化分析、营养需要量的确定及整体营养评估。

一、膳食调查方法

常用的膳食调查方法有称重法、询问法、食物频率法、化学分析法等，每种方法都有其特点和不足，在膳食调查时需要正确选择调查方法，通常需要多种方法结合使用。

（一）称重法

称重法运用日常的各种测量工具对食物进行称重或估计，从而了解被调查者当前食物消耗的情况，可用于团体、家庭或个人。对一日三餐中每餐各种食物的食用量进行称重，计算出每人每天各种营养素的平均摄入量，调查时间为3～7 d。

（二）询问法

询问法通过问答方式回顾性地了解被调查者每日膳食情况，并对食物摄入量进行计算和评价的一种方法。此方法适用于个体调查和特种人群调查，如散居儿童、老年人和患者等，通常包括膳食回顾法和膳食史法。

1. 膳食回顾法

该法是目前最常用的一种膳食调查方法，由被调查对象提供 24 h 内膳食组成及消耗情况。在实际工作中，常选用 3 d 的 24 h 膳食回顾，即每天对调查对象进行询问，回顾 24 h 进餐情况，连续进行 3 d。此法可用于单独就餐的个体，常用于门诊或住院患者的膳食调查，该法不适合 7 岁以下的儿童或超过 75 岁以上的老年人。

2. 膳食史法

当食物消耗种类多、随季节变化大时，可采用膳食史法。此方法用于评估个体每日膳食摄入量、一般膳食摄取方式及长时期的膳食习惯。通常覆盖过去 1 个月、6 个月或 1 年及以上的时段。具体做法是要求调查对象保存 3 d 膳食记录，从中了解饮食习惯，据此估计出常吃食物的量。

询问法的结果不够准确，一般在无法采用称重法或记账法的情况下才使用。但经验丰富的调查人员能较容易发现膳食营养的明确缺陷，用以估算营养水平。用此方法，还能了解患者有无挑食、偏食和不良饮食习惯等，以便加以膳食指导。

（三）食物频率法

食物频率法（Food Frequency Questionnaire，FFQ）是估计调查对象在一定时期内摄入某种食物频率的方法。该法多以问卷形式进行，问卷内容包括食物名单和进食频率（在一定时期内所食某种食物的次数）。实际应用中，可分为定性和定量食物频率法两种。

食物频率法可以迅速得到被调查者平时摄入食物的种类和数量，反映长期膳食模式，可作为研究慢性疾病与膜食模式关系的依据以及对居民开展膳食指导宣传教育的参考。食物频率法的缺点是需要对过去的食物进行回忆，当前的饮食模式也可能影响被调查者对过去膳食的回顾，从而产生偏倚，准确性较差。

（四）化学分析法

将调查对象的一日份全部食物收集齐全，在实验室进行化学分析。此法操作复杂，除特殊情况需要精确测定外，一般不做。

二、膳食调查结果计算与评价

无论采用哪种膳食调查方法，都要对所得到的资料进行整理，计算出平均每人每日各种营养素的摄入量，所得结果再与中国居民膳食营养素参考摄入量（DRIs）比较，对其做出评价。

（一）膳食调查结果计算

1. 平均每人每日各种营养素的摄入量

根据平均每人每日各种食物的摄入量，查《常用食物成分表》，即可求出平均每人每日各种营养素的摄入量。

2. 平均每人每日各种营养素的摄入量占推荐摄入量标准的百分比

若就餐者年龄、性别、劳动强度等条件一致时，则可直接从中国居民膳食营养素参考摄入量中查出该人群推荐摄入量（RNI）或适宜摄入量（AI）作为平均摄入量标准；若不一致，则要查出各组人群的RNI或AI，乘以该组人群的人日数（一个人一日吃早、中、晚三餐为一个人日数），即为各组人群营养素需要量总和。将各组营养素需要量总和相加除以各组人群的总人日数之和，得出平均营养素摄入量标准。用公式表示为：

$$\text{平均摄入量标准}=\frac{R_1\times T_1+R_2\times T_2+\cdots+R_n\times T_n}{T_1+T_2+\cdots+T_n}=\frac{\sum(R_i\times T_i)}{\sum T_i}$$

式中，R_i为某人群推荐摄入量（RNI）或适宜摄入量（AI）；T_i为该组人群的总人日数。

营养素摄入量占推荐摄入量的百分比为：平均每人每日各种营养素的摄入量/平均摄入量×100%。

（二）膳食评价

1. 膳食构成评价

根据我国居民膳食结构以植物性食物为主、动物性食物为辅的特点，要求膳食构成尽可能做到品种丰富、比例适当、搭配合理，以满足各类人群的需要。

2. 能量及各种营养素满足程度评价

我国膳食中营养素推荐摄入量（RNI）是衡量膳食质量的主要依据。正常时能量及各种营养素的摄入量应为供给量标准的90%以上，低于标准的80%为供给不足，长期如此可导致营养不良；如果低于60%，则认为是严重不足或缺乏，容易引起缺乏症，但高于标准的110%以上，表明能量及营养素摄入过多，损害健康的危险性增加。评价时还应注意某些营养素的质量，如要求优质蛋白质量占总蛋白质量的1/3以上，同时要注意发挥蛋白质的互补作用；维生素A的来源应有1/3来自动物性食物；动物性铁来源达到1/4以上可认为铁供给质量较好，低于1/10则认为较差。

3. 能量来源及分配评价

成人能量来源的适当比例为蛋白质占10%~12%（儿童12%~15%）、脂肪占20%~30%（儿童占25%~30%）、碳水化合物为55%~65%。三餐的能量分配以早餐占25%~30%、中餐占40%、晚餐占30%~35%为宜。

膳食调查不仅要得到准确的数据和资料，而且要查找出食物在选购搭配、储存、加工烹调等过程中的问题，发现不良的膳食习惯等，针对存在的问题提出改进措施。

任务二　体格测量与评价

体格的大小和生长速度是评价营养状况的灵敏指标。体格测量的数据是评价人体营养状况的重要依据，特别是学龄前儿童的体格测量结果，常用于评价一个地区人群的营养状况。人体测量的常见指标有身高、体重、上臂围、腰围、臀围、皮褶厚度等，其中身高、体重、皮褶厚度是 WHO 规定的必测项目。

一、常用检测指标及方法

（一）身　高

测量方法：被测量者赤脚，“立正”姿势站在身高计的底板上，上肢自然下垂，足跟并拢，足尖分开约呈 60°，脚跟、骶骨部及两肩胛骨（三点）紧靠身高计的立柱。测量者站在被测量人一侧，移动身高计的水平板至被测量人的头顶，使其松紧度适当，即可测量出身高。测试人员读数时双眼应与压板水平面（两点）等高进行读数，精准至 0.1 cm。

（二）体　重

测量方法：被测量者赤足，男性受试者身着短裤，女性受试者身着短裤、短袖衫，站在秤台中央。测试人员读数以千克为单位，精确到小数点后两位。记录员复诵后记录读数，测试误差不超过 0.1 kg。

（三）胸　围

测量方法：被测者自然站立，两脚分开与肩同宽，双肩放松，两上肢自然下垂，平静呼吸。将卷尺上缘经背部肩胛下角下缘向胸前绕周。男生及未发育女生，卷尺下缘在胸前沿乳头上缘；已发育女生，卷尺在乳头上方与第四肋骨平齐。卷尺围绕胸部的松紧度应适宜，以对皮肤不产生明显压迫感为度。应在被测者吸气尚未开始时读数，精确至 0.1 cm。

（四）腰　围

测量方法：被测者自然站立，平视前方。测量者甲选肋下缘最底部和髂前上棘连线的中点，以中点将卷尺水平围绕一周，在被测者吸气末、呼气未开始时读数。测量者乙要充分协助，观察卷围绕腰的水平面是否与身体垂直，并记录读数，精确至 0.1 cm。

（五）臀　围

测量方法：被测者自然站立，臀部放松，平视前方。将卷尺置于臀部向后最突出部位，以水平围绕一周测量，记录读数，精确至 0.1 cm。

（六）上臂围

上臂围与体重密切相关，反映肌肉的发育状况。一般差值越大，说明肌肉发育状况越好；反之则说明脂肪发育状况良好。

1. 上臂紧张围

上臂紧张围是指上臂肱二头肌最大限度收缩时的围度。

测量方法：被测者上臂斜平举约 45°，手掌向上握拳并用力屈肘；将卷尺在上臂肱二头肌最粗处绕一周进行测量。

2. 上臂松弛围

上臂松弛围是指上臂肱二头肌最大限度松弛时的围度。

测量方法：在测量上臂紧张围后，将卷尺保持原来的位置不动，令被测者将上臂缓慢伸直，将卷尺在上臂肱二头肌最粗处绕一周进行测量。

（七）皮褶厚度

皮褶厚度是衡量个人营养状况和肥胖程度较好的指标。测定部位有上臂肱三头肌部、肱二头肌部、肩胛下角腹部、髂嵴上部，其中前三个部位最重要，可分别代表个体肢体、躯干、腰腹等部分的皮下脂肪堆积情况，对判断肥胖和营养不良有重要价值。

1. 肱三头肌部皮褶厚度

测量方法：被测者自然站立，被测部位充分裸露。用油笔标记出右臂后面从肩峰到尺骨鹰嘴连线中点处。用左手拇指和食指、中指将被测部位皮肤和皮下组织夹提起来。在该皮褶提起点的下方用皮褶计测量其厚度，用右手拇指松开皮褶计钳柄，使钳尖部充分夹住皮褶，在皮褶计指针快速回落后立即读数。连续测量三次，读数以“毫米”为单位，精确到 0.1 mm。

2. 肱二头肌部皮褶厚度

测量方法：被测者自然站立，被测部位充分裸露。被测者上臂放松自然下垂，测量者取肱二头肌腹中点处（基本与乳头齐平），肩峰与肘鹰嘴连线中点上 1 cm，并用油笔标记出该点。顺自然皮褶方向，用左手拇指和食指、中指将被测部位皮肤和皮下组织夹提起来。在该皮褶提起点的下方用皮褶计测量其厚度，用右手拇指松开皮褶计钳柄，使钳尖充分夹住皮褶，在皮褶计指针快速回落后立即读数。连续测量三次，读数以“毫米”为单位，精确到 0.1 mm。

3. 肩胛下角皮褶厚度

测量方法：被测者自然站立，被测部位充分裸露。测量者用油笔标出右肩胛下角位置。在右肩胛下角下方 1 cm 处，顺自然皮褶方向（即皮褶走向与脊柱成 45°），用左手拇指和食指、中指将被测部位皮肤和皮下组织夹提起来。在该皮褶提起点的下方用皮褶计测量其厚度，用右手拇指松开皮褶计钳柄，使钳尖部充分夹住皮褶，在皮褶计指针快速回落后立即读数。连续测量三次，读数以“毫米”为单位，精确到 0.1 mm。

4. 髂嵴上部皮褶厚度

测量方法：被测者自然站立，被测部位充分裸露。在腋前线向下延伸与髂嵴上相交点垂直捏起皮褶。在该皮褶提起点的下方用皮褶计测量其厚度，用拇指松开皮褶计钳柄，使钳尖部充分夹住皮褶，在皮褶计指针快速回落后立即读数。连续测量三次，读数以“毫米”为单位，精确到 0.1 mm。

二、体格测量指标的评价

（一）体　重

1. 实际体重占理想体重百分比

计算公式如下：

实际体重占理想体重百分比（%）=实际体重（kg）/理想体重（kg）×100%

理想体重最常用的计算公式如下：

男性成人理想体重（kg）=身高（cm）-105

女性成人理想体重（kg）=[身高（cm）-100]×0.9

实际体重占理想体重百分比的评价标准为：实际体重占理想体重百分比为90%～110%时可判定为体重正常，小于80%为消瘦，80%～90%为偏轻，110%～120%为超重，120%～130%为轻度肥胖，130%～150%为中度肥胖，大于150%为重度肥胖。

2. 体质指数（Body Mass Index，BMI）

体质指数是反映蛋白质-能量营养不良以及肥胖症的可靠指标（表2-1）。计算公式如下：

体质指数=体重（kg）/[身高（m）]^2

表2-1　中国、亚洲和WHO成人BMI的划分标准

分类	中国	亚洲	WHO
消瘦	<18.5	<18.5	<18.5
正常	18.5～	18.5～	18.5～
超重	24～	23～	25～
肥胖	28～	25～	30～

（二）腰臀比（Waist-hip Ratio，WHR）

腰臀比是分别测量腰围与臀围，再计算出其比值。正常成人WHR为：男性<0.9，女性<0.85，超过此值为中央型（又称腹内型、内脏型）肥胖。中国人虽然BMI高的数量不多，但实际上可能有脂肪堆积和（或）分布异常，值得进一步研究。

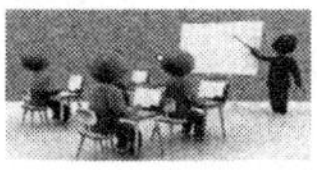

课堂讨论

请同学们根据学期学生体质监测结果，评价自己或同伴的体重是否为理想体重？

（三）皮褶厚度

皮褶厚度可以测定皮下脂肪的含量，间接推算体脂总量，判定营养状况，还可以根据皮褶厚度的变化反映机体能量代谢变化。

皮褶厚度主要测定部位有上臂肱三头肌部、肱二头肌部、肩胛下角腹部、髂嵴上部。根据测量的数值，可以按下式推算全身体脂含量，计算结果大于20%者为体脂过多。

总体脂=（0.91137×肱三头肌皮褶厚度+0.17871×肩胛下角皮褶厚度+0.15381×髂嵴上部皮褶厚度−3.60146）×100%

肩胛下皮褶厚度，以肩胛下皮褶厚度与肱三头肌皮褶厚度之和来判断。评价标准见表2-2、表2-3。

肱三头肌皮褶厚度正常参考值：男性为8.3 mm，女性为15.3 mm。实际值达到正常值的90%以上为正常，80%～90%为轻度营养不良，60%～80%为中度营养不良，小于60%为重度营养不良。评价标准见表2-3。

表2-2　肩胛下皮褶厚度的评价标准

性别	消瘦	正常	肥胖
男	<10 mm	10～40 mm	>40 mm
女	<20 mm	20～50 mm	>50 mm

表2-3　肱三头肌皮褶厚度的评价标准（实测值/参考值）

分类	无皮下脂肪	体脂重度减少	体脂中度减少	体脂轻度减少	正常	肥胖
结果	<5 mm	<60%	60%～80%	80%～90%	90%～110%	>120%
参考值：男性8.3 mm，女性15.3 mm						

（四）上臂围

上臂围是测量骨骼肌含量的指标，与皮褶厚度测量结果合用，可以综合反映机体的构成情况。我国成人男性上臂围平均为27.5 cm，女性为25.8 cm。测量值大于参考值的90%为营养正常，80%～90%为轻度营养不良，60%～80%为中度营养不良，小于60%为重度营养不良。

任务三　实验室检查及临床检查

一、实验室检测常用指标

营养生化指标检测是借助于生化、生理实验手段、发现临床营养不足、营养贮备低下或营养过剩，以掌握营养失调的早期变化，以便采取必要的预防措施。膳食调查只能了解营养素的膳食供给量，但机体实际营养状况受膳食烹调方法，人体消化、吸收和代谢等多种因素影响，充足或缺乏尚未得知，所以人们营养水平生化检测对于营养失调的早期发现和及时预防具有重要的意义。检测样品主要有血、尿、亦用毛发、指甲等其他样品。我国常用的人体营养水平鉴定生化检验参考指标及临界值见表 2-4。由于这些指标常受民族、体质、环境因素等多方面的影响，因此是相对的。

表 2-4 人体营养水平鉴定生化检验参考指标及临界值

检验项目		缺乏的营养素
蛋白质	1. 血清总蛋白	60 ~ 80 g/L
	2. 血清白蛋白	30 ~ 50 g/L
	3. 血清球蛋白	20 ~ 30 g/L
	4. 白/球（A/G）	（1.5 ~ 2.5）：1
	5. 空腹血中氨基酸总量/必需氨基酸	>2
	6. 血液比重	>1.015
	7. 尿羟脯氨酸系数	>2.0 ~ 2.5 mmol/L 尿肌酐系数
	8. 游离氨基酸	40 ~ 60 mg/L（血浆）65 ~ 90 mg/L（红细胞）
	9. 每日必然损失氮（ONL）	男 58 mg/kg，女 55 mg/kg
血脂	1. 总脂	4.5 ~ 7.0 g/L
	2. 三酰甘油	<1.70 mmol/L
	3. α-脂蛋白	30% ~ 40%
	4. β-脂蛋白	60% ~ 70%
	5. 胆固醇（其中胆固醇酯）	<5.18 mmol/L（70% ~ 75%）
	6. 游离脂肪酸	0.2 ~ 0.6 mmol/L
	7. 血酮	<20 mg/L
钙、磷、维生素 D	1. 血清钙（其中游离钙）	90 ~ 110 mg/L（45 ~ 55 mg/L）
	2. 血清无机磷	儿童 40 ~ 60 mg/L，成人 30 ~ 50 mg/L
	3. 血清钙磷乘积	>30 ~ 40
	4. 血清碱性磷酸酶	儿童 5 ~ 15 菩氏单位，成人 1.5 ~ 4.0 菩氏单位
	5. 血浆 25-(OH)-D_3	36 ~ 150 nmol/L
	1，25$(OH)_2$-D_3	62 ~ 156 pmol/L
铁	1. 全血血红蛋白浓度	成人男>130 g/L，女、儿童>120 g/L，6 岁以下小儿及孕妇>110 g/L
	2. 血清运铁蛋白饱和度	成人>16%，儿童>7% ~ 10%
	3. 血清铁蛋白	>10 ~ 12 mg/L
	4. 血细胞比容（HTC 或 PCV）	男 40% ~ 50%，女 37% ~ 48%
	5. 红细胞游离原卟啉	<70 mg/L RBC
	6. 血清铁	500 ~ 1840 μg/L
	7. 平均红细胞体积（MCV）	80 ~ 90 $μm^3$
	8. 平均红细胞血红蛋白量（MCH）	26 ~ 32 μg
	9. 平均红细胞血红蛋白浓度（MCHC）	32% ~ 36%

续表

<table>
<tr><th colspan="3">检验项目</th><th colspan="2">缺乏的营养素</th></tr>
<tr><td>锌</td><td colspan="2">1. 发锌
2. 血浆锌
3. 红细胞锌
4. 血清碱性磷酸酶活性</td><td colspan="2">125～250 μg/mL（临界缺乏<110 μg/mL），绝对缺乏<70 mg/mL
800～1 100 μg/L
12～14 mg/L
成人 1.5～4.0 菩氏单位，儿童 5～15 菩氏单位</td></tr>
<tr><td>维生素 A</td><td colspan="2">1.血清视黄醇
2.血清 β-胡萝卜素</td><td colspan="2">儿童>300 μg/L，成人>400 μg/L
>800 μg/L</td></tr>
<tr><td>维生素 B_1</td><td>24 h 尿>100 μg</td><td>4 h 负荷尿
>200 μg（5 mg 负荷）</td><td>任意一次尿/g 肌酐>66 μg</td><td>红细胞转羟乙醛酶活力 TPP 效应<16%</td></tr>
<tr><td>维生素 B_2</td><td>>120 μg</td><td>>800 μg（5 mg 负荷）</td><td>>80 μg</td><td>红细胞内谷胱甘肽还原酶活力系数<1.2</td></tr>
<tr><td>烟酸</td><td>>1.5 mg</td><td>3.5～3.9mg（5 mg 负荷）</td><td>>1.6 mg</td><td>–</td></tr>
<tr><td>维生素 C</td><td>>10 mg</td><td>5～13 mg（500 mg 负荷）</td><td>男>9 mg
女>15 mg</td><td>3 mg/L 血浆</td></tr>
<tr><td>叶酸</td><td>–</td><td>–</td><td>–</td><td>3～16 μg/L 血浆
130～628 μg/L RBC</td></tr>
<tr><td>其他</td><td colspan="4">尿糖（–）；尿蛋白（–）；尿肌酐 0.7～1.5 g/24 h 尿；尿肌酐系数：男 23 mg/（kg · bw），女 17 mg/（kg · bw）；全血丙酮酸 4～12.3 mg/L</td></tr>
</table>

二、营养缺乏症的常见体征

临床检查包括询问病史、主诉症状及寻找与营养状况改变有关的体征。检查时要注意头发、面色、眼、唇、舌、齿、龈、皮肤、指甲和心血管、消化、神经系统等。临床检查的项目、症状、体征及相应缺乏的营养素见表 2-5。

表 2-5　营养缺乏的症状、体征

部位	症状、体征	缺乏的营养素
全身	消瘦或水肿、发育不良 贫血	能量、蛋白质、维生素、锌 蛋白质、铁、叶酸、维生素 B_{12}、维生素 B_1、维生素 B_2、维生素 C
皮肤	干燥、毛囊角化 毛囊四周出血点 癞皮病皮炎 阴囊炎、脂溢性皮炎	维生素 A 维生素 C 烟酸 维生素 B_2
头发	稀少、失去光泽	蛋白质、维生素 A
眼睛	毕脱斑、角膜干燥、夜盲	维生素 A
口唇	口角炎、唇炎	维生素 B_2

续表

部位	症状、体征	缺乏的营养素
口腔	齿龈炎、齿龈出血、齿龈肿松 舌炎、舌猩红、舌肉红 地图舌	维生素 C 维生素 B_2、烟酸 维生素 B_2、烟酸、锌
指甲	舟状甲	铁
骨骼	鸡胸、串珠肋、方颅、“O”形腿、骨软化症、骨膜下出血	维生素 C、维生素 D
神经	肌无力、四肢末端蚁行感、下肢肌肉疼痛	维生素 B_1
循环系统	水肿 右心肥大	维生素 B_1、蛋白质 维生素 B_1
其他	甲状腺肿	碘

项目测试

【A1 型题】

1. 用询问法进行膳食调查适合于（　　）。
   A. 4 岁儿童　B. 6 岁儿童　C. 60 岁患者
   D. 85 岁老人　E. 老人

2. 食物频率法的问卷内容包括（　　）。
   A. 食物名单和食物频率　B. 食物结构和食物频率
   C. 食物重量和食物频率　D. 食物数量和食物频率
   E. 食物结构和食物数量

3. 食物频率指在一定时期内所食某种食物（　　）。
   A. 次数　B. 体积　C. 数量
   D. 重量　E. 容量

4. 3 个人吃 2 个早餐、3 个中餐、3 个晚餐，共折合（　　）个人日数。
   A. 9.9　B. 6　C. 8
   D. 2.7　E. 8.8

5. 我国 BMI 为 26 的成年男子，属于（　　）。
   A. 消瘦　B. 超重　C. 肥胖
   D. 正常　E. 理想体重

【A2 型题】

6. 朱先生，60 岁，身高 175 cm，体重 78 kg，临床诊断为糖尿病。该患者的理想体重（Broca 改良公式计算）应该为（　　）。
   A. 70 kg　B. 60 kg　C. 65 kg
   D. 85 kg　E. 72 kg

7. 对某大一学生进行膳食调查，其能量的摄入量为供给量标准的 95%，该大学生能量的摄入属于（　　）。

A. 不足　　B. 缺少　　C. 正常

D. 过量　　E. 饱和

8. 王同学，男，26 岁，接受体格测量，依据 WHO 规定的必测项目是（　　）。

A. 体重、腰围、身高　　B. 腰围、身高、皮褶厚度

C. 体重、身高、皮褶厚度　　D. 体重、腰围、皮褶厚度

E. 体重、腰围、上臂围

9. 赵奶奶，70 岁，患高血压，BMI 为 27，该患者的体型属于（　　）。

A. 超重　　B. 肥胖　　C. 消瘦

D. 正常　　E. 严重消瘦

10. 田女士，36 岁，身高 165 cm，体重 60 kg，近 1 个月，体重突然减少 10 kg，其 BMI 下降了（　　）。

A. 3.6　　B. 4.6　　C. 22

D. 18.38　　E. 6.2

11. 李同学，男，25 岁，护士为他进行体格测量，其测量部位是上臂自然下垂中点处的周长，该测量指标为（　　）。

A. 上臂中围　　B. 上臂下围　　C. 上臂肌围

D. 上臂围　　E. 臂围

12. 小王，男，15 岁，护士为他测定皮褶厚度，测定前，先将皮褶厚度计调至“0”位，然后将皮褶厚度计压力调节到国际规定的范围（　　）。

A. 5 g/mm^2　　B. 10 g/mm^2　　C. 25 g/mm^2

D. 30g/mm^2　　E. 15g/mm^2

【A3/A4 型题】

（13 ~ 14 题共享题干）

李先生，58 岁，身高 165 cm，体重 83 kg，喜吃肥肉、饮酒，较少时间运动。

13. 李先生的体质指数是（　　）。

A. 25.5　　B. 30.5　　C. 28.5

D. 24.5　　E. 23.5

14. 李先生的体型是（　　）。

A. 超重　　B. 肥胖　　C. 正常

D. 消瘦　　E. 极度消瘦

（15 ~ 17 题共享题干）

对社区居民进行膳食调查时常用的方法有称重法、询问法、查账法、食物频率法、化学分析法等。

15. 询问法通常包括（　　）。

A. 膳食回顾法和膳食史法　　B. 24 h 调查法和膳食史法

C. 24 h 膳食回顾法和膳食调查法　　D. 膳食回顾法和调查法

E. 回顾法和膳食史法

16. 称重法优点在于（　　）。

A. 食物摄入量数据可靠　　　　B. 方法简单易行

C. 方法复杂　　　　D. 食物摄入量数据来源直接

E. 食物摄入量数据多

17. 膳食调查的时间要求是（　　）。

A. 每年至少在冬春、夏秋季节进行两次，每次不少于 3 d

B. 每年至少进行一次，每次不少于 3 d

C. 每年至少在冬春、夏秋季节进行两次，每次不少于 7 d

D. 每年至少进行一次，每次不少于 7 d

E. 每年至少进行两次，每次不少于 3 d

项目三

膳食结构与平衡膳食

学习目标

1. 掌握我国居民膳食指南和平衡膳食宝塔及其作用；
2. 熟悉平衡膳食的概念与基本要求；
3. 了解各类食物的营养特点；
4. 培养学生养成良好的职业道德，在实施老年人饮食健康教育指导时客观、准确，尊重和关心老年人。

人体所需要的能量和营养素主要是从食物中获得的。自然界的食物种类繁多，各具特色，其营养价值各不相同。膳食中营养不足或过量都可造成各种健康问题。因此，要具有科学的饮食结构，良好的饮食习惯，从而达到平衡膳食、合理营养、促进健康、预防疾病的目的。

任务一　常用食物的营养价值

情景任务

导入情景：

夕阳红老年公寓 70 岁的王奶奶，信仰宗教，常年以素食为主，拒绝荤腥，近年来身体明显消瘦，常诉体虚乏力、头晕眼花、容易感冒。

工作任务：

1. 指出王奶奶的饮食方式存在的误区。
2. 正确指导王奶奶通过饮食改善身体现有状况。

食物根据其来源可分为植物性食物和动物性食物两大类。前者包括谷类、豆类、蔬菜、水果、坚果等；后者包括肉类、蛋类、乳类、鱼虾等。各类食物的营养价值各不相同，了解每类食物的营养含量和营养特点，对于指导健康人群的平衡膳餐具有十分重要的意义。

一、谷类食物的营养价值

谷类食物是个“大家族”，成员包括大米、小米、小麦、高粱、燕麦、青稞、秫米、荞麦等。在我国人民的传统膳食中，50%～70%的能量、55%的蛋白质、一些矿物质及 B 族维生素等均来源于谷类食物。

（一）谷类食物营养特点

1. 碳水化合物

谷类食物碳水化合物含量丰富，多数含量在 70%以上。存在的主要形式为淀粉，此外，谷类还含有较多的膳食纤维。

2. 蛋白质

谷类蛋白质含量一般为 8%～10%。谷类蛋白质氨基酸组成中赖氨酸含量相对较低，因此，谷类蛋白质生物学价值低于动物性食物蛋白质。谷类蛋白质的生物价：大米 77、小麦 67、玉米 60、小米 57、高粱 56。

3. 脂　肪

谷类脂肪含量低，大多数品种低于 2%。但谷类脂肪中不饱和脂肪酸含量较高，质量较好。

从玉米和小麦胚芽中提取的胚芽油，80%为不饱和脂肪酸，其中亚油酸为 60%，具有降低血清胆固醇，防止动脉粥样硬化的作用。

4. 矿物质

谷类含矿物质 1.5%～3%，主要是钙和磷，并以植酸盐的形式存在，消化及吸收率低。

5. 维生素

谷类中维生素主要以 B 族维生素为主，其中维生素 B_1 和烟酸含量较多，黄色玉米和小米中还含有较多的类胡萝卜素，小麦胚粉中含有丰富的维生素 E。

（二）谷类食物的合理利用

1. 合理加工

谷类加工有利于食用、消化和吸收，但由于营养素除碳水化合物外主要存在于谷粒表层和谷胚中，因此加工精度越高营养素损失就越多，影响最大的是维生素和矿物质。为了保持良好的感官性状和有利于消化吸收，同时又要最大限度地保留各种营养素就要进行合理加工。

2. 合理烹调

烹调过程会造成营养素的部分损失，例如大米在淘洗过程中，维生素 B_1 可损失 30%～60%，维生素 B_2 和烟酸可损失 20%～25%，矿物质损失 70%。因此，减少淘洗次数、浸泡时间，降低淘洗水温可保留更多的营养素。米面在蒸煮过程中，B 族维生素有不同程度的损失，加碱蒸煮、炸油条等则损失更为严重。

3. 合理搭配

谷类食物蛋白质生物价较低，赖氨酸含量普遍偏低，宜与含赖氨酸多的豆类和动物性食物混合食用，粗粮和细粮搭配，适当增加一些加工精度低的米面，以提高谷类食物蛋白质的营养价值。

二、豆类、豆制品及坚果的营养价值

豆类可分为大豆类和杂豆类。大豆类按种皮的颜色可分为黄色、青色、黑色、褐色和双色大豆 5 种。杂豆类包括蚕豆、豌豆、绿豆、芸豆等。豆制品是由大豆或其他豆类为原料制成的食品，如豆浆、豆腐、豆腐干、豆芽、腐竹等。豆类及豆制品是我国居民膳食中优质蛋白质的重要来源。

（一）豆类的主要营养特点

1. 蛋白质

豆类蛋白质含量较高，一般为 35%～40%。豆制品蛋白质含量差别较大，高者达 18%左右，低者只有 2%。蛋白质中含有人体需要的全部氨基酸，属于完全蛋白，其中赖氨酸含量较多，与谷类食物混合食用，可较好发挥蛋白质的互补作用。

2. 脂　肪

豆类脂肪含量以大豆为高，占 15%以上：其他豆类含量较低，占 1%左右。大豆中脂肪以不饱和脂肪酸居多，占 85%。其中亚油酸高达 50%，亚麻酸占 2%～10%，还含有较多的磷脂，是高血压、动脉粥样硬化等疾病患者的理想食品。

3. 碳水化合物

大豆中碳水化合物含量占 34%左右。豆制品不论加工方法和水分含量，碳水化合物含量普遍较低。大豆类碳水化合物组成比较复杂，多为膳食纤维和可溶性糖，几乎完全不含淀粉或含量极少，膳食纤维含量较高，其中有些在大肠细菌的作用下发酵产生过多的气体，可引起肠胀气。其他豆类碳水化合物主要以淀粉形式存在，含量较大豆类高很多。

4. 维生素和矿物质

豆类含有丰富的维生素和矿物质，其中 B 族维生素和钙、钾、磷等含量较高。干豆类几乎不含维生素 C，但经发芽做成豆芽后，维生素 C 含量明显提高。

大豆中还含有一些抗营养因子，如蛋白酶抑制剂、植酸、植物红细胞凝血素、胀气因子等，可影响人体对某些营养素的消化吸收，如植酸会影响钙、铁、锌等矿物质的吸收和利用。

加工方法和烹调方法对豆类食物蛋白质的消化率有明显的影响。整粒大豆的蛋白质消化率为 65%，加工成豆浆可达 85%，豆腐的消化率可提高到 92%～96%。豆类经过加工烹调后消除了抗营养因子，更有利于营养素的吸收利用。

豆制品发酵后蛋白质部分分解，较易消化吸收，某些营养素（如微生物在发酵过程中合成的维生素 B_2）含量有所增加。大豆制成豆芽，除含原有的营养成分外，还含有较多的维生素 C，因此，当新鲜蔬菜缺乏时，豆芽是维生素 C 的良好来源。

豆类及豆制品在我国居民膳食中占有重要地位，总的来说，豆类及其制品可作为老年人特别是糖尿病患者、心血管系统疾病患者的健康食品，可以部分替代肉类。老年人应该多食用豆类及其制品，包括常喝红豆粥、绿豆粥、豆奶，不喜欢喝牛奶的老年人更应常喝豆奶。

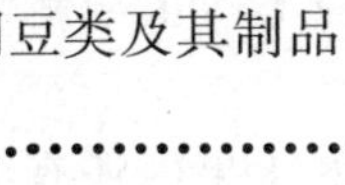

课堂讨论

牛奶和豆浆是很多人早餐的理想食品，请同学们讨论牛奶和豆浆的营养特点有何不同？

（二）坚果的营养特点

坚果包括榛子、核桃、杏仁、腰果、栗子、碧根果、松子等。植物的干种子如花生、葵花籽、南瓜子、西瓜子也常归为坚果一类。坚果富含蛋白质、不饱和脂肪酸、维生素 E、膳食纤维等，坚果对人体生长发育、增强体质、预防疾病有极好的功效，一些坚果类食物还具有较强的清除自由基的能力；坚果中富含不饱和脂肪酸和其他营养物，有助于改善血糖和胰岛素的平衡；还可保护心脑血管健康、预防心血管疾病的发生；调节血脂、提高视力、补脑益智，营养价值很高，老年人可以每天吃一小把。但因其油脂含量过高，在烘焙炒制过程中，又常常加入花椒、香精、食盐等调料，过多食用对高脂血症、冠心病、动脉硬化、糖尿病等患者不利，所以老年人食用须限量，而且最好选择原味的未变质的坚果，有哈喇味的、变苦的、发霉的千万不能吃。

三、蔬菜、水果和菌藻类的营养价值

蔬菜水果种类丰富多样，富含维生素 C、胡萝卜素、钙、铁等多种维生素和矿物质以及各种植物化学物，对人们身体健康具有重要意义。

（一）蔬菜的营养特点

蔬菜的种类繁多，按其结构及可食部分不同，可分为叶菜类、根茎类、瓜茄类、鲜豆类和菌藻类等。它是维生素、矿物质、膳食纤维和植物化学物质的重要来源。新鲜蔬菜的水分含量多，多数蔬菜含蛋白质和脂肪很少，碳水化合物含量因种类不同差异较大，含量较高的为根茎类蔬菜，可达 20%；蔬菜含膳食纤维 1% ~ 3%。

蔬菜含有丰富的钙、磷、钾、镁、钠、铜等矿物质。新鲜蔬菜含丰富的维生素 C、维生素 B、叶酸和胡萝卜素。蔬菜的维生素含量与品种、鲜嫩程度和颜色有关，一般叶部含量比根部高，嫩叶含量比枯叶高，深色菜叶如红色、黄色、绿色、紫色蔬菜维生素含量比浅色蔬菜高。

（二）水果的营养特点

水果可分为鲜果、干果。新鲜水果含水分多，蛋白质和脂肪少，水果的营养价值与新鲜蔬菜相似，是人体维生素和矿物质的重要来源。

水果所含碳水化合物较蔬菜多，主要是葡萄糖、果糖、蔗糖，在不成熟的水果内还有淀粉。此外，许多水果还富含纤维素、半纤维素和果胶等。水果也是人体获得矿物质如钙、磷、铁、锌、铜、钾、镁的良好来源。新鲜水果含较多的维生素、如鲜枣、橘子中含量特别高，可高达 300 ~ 60 mg/100 g，山楂、柑橘、草莓中含量也比较高。一些黄色和红色水果如芒果、杏、枇杷中含有较多的胡萝卜素。

水果中含有多种有机酸，以柠檬酸、苹果酸和酒石酸含量较多。有机酸可促进消化酶的分泌，增进食欲，有利于食物的消化吸收；另一方面，使食物保持一定酸度，对维生素 C 的稳定有保护作用。许多水果都含有各种芳香物质和色素，使水果具有特殊的香味和颜色，赋予水果良好的感官性状。

（三）菌藻类的营养特点

菌藻类食物包括食用菌和藻类。常见的食用菌有蘑菇、香菇、木耳、银耳等。常见藻类有海带、紫菜、发菜等。

菌藻类食物富含蛋白质、膳食纤维、碳水化合物、维生素和微量元素。蛋白质含量以发菜、香菇和蘑菇最为丰富，在20%以上。蛋白质氨基酸组成比较均衡，必需氨基酸含量占蛋白质总量的60%以上。脂肪含量低。碳水化合物含量为20%~35%，银耳和发菜中碳水化合物含量较高。胡萝卜素含量差别较大，在紫菜和蘑菇中含量丰富，尤其是铁、锌和硒等，其含量是其他食物的数倍甚至十余倍。在海产植物中，如海带、紫菜等还含有丰富的碘，每100 g干海带中碘含量可达 36 g。菌藻类食物除了提供丰富的营养素外，还具有重要的保健作用。研究发现，蘑菇、香菇和银耳中含有香菇多糖和银耳多糖，具有增强免疫力和抗肿瘤的作用。香菇中所含的香菇嘌呤，有降血胆固醇的作用；香菇中含有的麦角甾醇，可以转化为维生素D，促进体内钙的吸收，老年人常吃干香菇可防治骨质疏松。黑木耳能抗血小板聚集，防止血栓形成，有防治动脉硬化和冠心病的作用，经常食用还可防癌、抗癌。

四、畜禽肉类的营养价值

畜禽肉包括畜肉和禽肉，前者指猪、牛、羊等的肌肉、内脏及其制品，后者包括鸡、鸭、鹅等的肌肉及其制品。

1. 蛋白质

畜禽肉中蛋白质含量一般为10%~20%。氨基酸的构成比例接近人体需要，属于优质蛋白质。畜禽肉类蛋白质含量因动物的种类、年龄、肥胖程度和部位而异。猪肉的蛋白质含量平均在13.2%左右，牛肉高达20%左右，羊肉介于猪肉和牛肉之间。在禽肉中鸡肉和鹌鹑肉的蛋白质含量较高，约20%；鸭肉约16%；鹅肉18%。一般来说，心、肝、肾等内脏器官的蛋白质含量较高，而脂肪含量较低。

2. 脂　肪

其含量因动物的品种、年龄、肥胖程度、部位等不同有较大差异，畜肉脂肪中饱和脂肪酸较多，对心血管有不良影响，因此，老年人应该少吃肥的猪肉、牛肉等。一般来说，幼畜肉质细嫩，含脂肪少，更适合老年人。在畜肉中猪肉的脂肪含量最高，羊肉次之，牛肉最低，在禽肉中，鸡肉的脂肪为9%~14%，鸭肉和鹅肉为20%左右，鹌鹑肉的脂肪低。在动物脂肪中，禽类脂肪所含必需脂肪酸的量高于家畜脂肪，因此，禽类脂肪的营养价值高于畜类脂肪。畜肉内脏含有较高的胆固醇，脑中含量最高。相对来说，禽肉（如鸡肉）肉质细嫩，味道鲜美，蛋白质含量高而脂肪含量低，比猪肉、牛肉、羊肉更容易消化，更适合老年人食用。

3. 维生素

畜禽肉可提供多种维生素，主要有B族维生素和维生素A。内脏含量高于肌肉，其中肝脏的含量最为丰富，尤其富含维生素A和维生素B_2。维生素A的含量以牛肝和羊肝为最高，维生素B_2含量则以猪肝最为丰富。在禽肉中还含有较多的维生素E。

4. 矿物质

畜禽肉类含有多种矿物质，瘦肉中的含量高于肥肉，内脏高于瘦肉。肝脏中含铁量丰富，以猪肝和鸭肝中最为丰富。畜禽肉中的铁主要以血红素铁形式存在，消化吸收率很高，患有缺铁性贫血的老年人，应多摄入动物性食物来补血（铁）。在内脏中还含有丰富的锌和硒，牛肾和猪肾的硒含量是其他食品的数十倍。此外，畜禽肉还含有较多的磷、硫、钾、钠、铜等。钙的含量不高，但吸收率很高。

五、鱼虾类的营养价值

鱼类按其生活环境可分为海水鱼和淡水鱼。广义的鱼类还包括虾、蟹、贝类等水产品。水产类食物是蛋白质、矿物质和维生素的良好来源。

1. 蛋白质

鱼类蛋白质含量为 15% ~ 22%，平均为 18%左右。鱼类蛋白质的氨基酸组成比较平衡，与人体需要接近，利用率较高，生物价值可达 85% ~ 90%。除蛋白质外，鱼还含较多的其他含氮化合物，是鱼汤的呈味成分。鱼类肌肉纤维细短，间质蛋白少，组织软而细嫩，比畜禽肉更易消化。

2. 脂　肪

鱼类脂肪含量为 1% ~ 10%，呈不均匀分布，主要存在于皮下和脏器周围，肌肉组织中含量较少。不同鱼种含脂肪量有较大差异，如鳕鱼含脂肪低于 1%，而河鳗脂肪含量高达 10.8%。鱼类脂肪中的不饱和脂肪酸占 60%以上，熔点较低，通常呈液态，消化率达 95%左右。鱼类的胆固醇含量一般为 100 mg/100 g，但鱼子中含量较高。鱼脑和鱼卵中含丰富脑磷脂和卵磷脂。

3. 碳水化合物

鱼类的碳水化合物含量较低，约 1.5%。有些鱼不含碳水化合物，如鲳鱼、鲢鱼、银鱼等。碳水化合物的主要形式为糖原。此外，鱼体内还含有黏多糖类。

4. 矿物质

鱼类矿物质的含量为 1% ~ 2%，其中锌和硒的含量丰富，此外，钙、钠、氯、钾、镁等含量也较多。海产鱼类富含碘。

5. 维生素

鱼肉含有一定数量的维生素 A 和维生素 D，维生素 B_1、维生素 B_2、烟酸等含量也高，而维生素 C 含量则很低。鱼肝油和鱼油是维生素 A 和维生素 D 的重要来源，也是维生素 E 的来源。

六、蛋类的营养价值

蛋类包括鸡蛋、鸭蛋、鹅蛋、鹌鹑蛋、鸽蛋等及其加工制成的咸蛋、松花蛋等。蛋类的营养素含量丰富且质量也很好，是营养价值较高的食物。

1. 蛋白质

各种蛋类的蛋白质含量基本相似，全蛋蛋白质的含量为 13% ~ 15%，蛋清的含量占 54%，蛋黄 46%，加工成咸蛋或松花蛋后略有提高。蛋白质的氨基酸组成与人体需要最接近，生物价高达 95 以上，优于其他动物蛋白，几乎能被人体完全吸收，是天然食物中最理想的蛋白质。蛋白质中赖氨酸和蛋氨酸含量较高，与谷类和豆类食物混合食用，可弥补其赖氨酸或蛋氨酸不足。

2. 脂　肪

蛋清中脂肪极少，98%存在于蛋黄中，蛋黄中的脂肪几乎全部以与蛋白质结合的良好乳化形式存在，故消化吸收率高，蛋中胆固醇含量极高，主要集中在蛋黄，鹅蛋黄含量最高，胆固醇含量达 1 696 mg/100 g，鸭蛋黄、鸡蛋黄次之，鹌鹑蛋黄中含量最低。

3. 碳水化合物

蛋中碳水化合物含量较低，为 1%～3%，蛋黄略高于蛋清。加工成咸蛋或松花蛋后有所提高。

4. 矿物质

蛋中的矿物质主要存在于蛋黄部分，蛋清部分含量较低。蛋黄含矿物质为 1%～1.5%，其中钙、磷、铁、锌、硒等含量丰富。蛋中铁含量较高，但由于与蛋黄中的卵黄磷蛋白结合而对铁的吸收具有干扰作用，故蛋黄中铁的生物利用率较低，仅为 3%左右。

5. 维生素

蛋类的维生素主要存在于蛋黄中，含量十分丰富，而且品种也较为齐全，包括所有的 B 族维生素，维生素 A、D、E、K 和微量的维生素 C，其中以维生素 A 和核黄素最为突出。生蛋中含有抗生物素和抗胰蛋白酶因子，影响生物素的消化吸收和抑制胰蛋白酶的活性，但高温加热可破坏这两种抗营养因子。

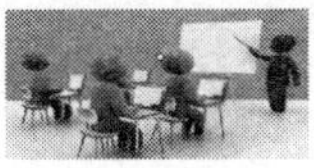

课堂讨论

请同学们讨论畜、禽肉、鱼、但、蛋是一类营养价值很高的食物，老年人应如何合理选择，充分利用？

七、奶类及奶制品类的营养价值

奶类指动物的乳汁，人们经常食用的是牛奶和羊奶。奶类经浓缩、发酵等工艺可制成奶制品，如奶粉、酸奶、炼乳等。奶类及其制品含有优质的蛋白质、丰富 B 族维生素以及矿物质，具有很高的营养价值。

（一）奶　类

奶类含有人体需要的所有营养素，除维生素 C 含量较低外，其他营养素含量都比较丰富。奶类的水分含量为 86%～90%。

1. 蛋白质

牛奶中的蛋白质含量比较恒定，3%左右，羊奶中的蛋白质含量为 1.5%，人奶中的蛋白质约 1.2%。在牛奶蛋白质中，酪蛋白约占 80%，乳清蛋白占 15%，此外，还含有少量血清蛋白和免疫球蛋白等。奶类蛋白质为优质蛋白质，生物价为 85，容易被人体消化吸收。

2. 脂　肪

牛奶含脂肪 2.8%～4.0%。奶中磷脂含量为 20～50 mg/100 mL，胆固醇含量为 13 mg/100 mL。随季节、饲料的不同，奶类脂肪的成分略有变化。奶类脂肪是脂溶性维生素的载体，对奶的风味和口感也有重要影响。

3. 碳水化合物

奶类碳水化合物主要是乳糖，其含量为 3.4%～7.4%，人奶含量最高，羊奶居中，牛奶最少。乳糖在人体消化道内经乳酸酶作用分解成葡萄糖和半乳糖后被人体吸收，有些人体内乳酸酶不足或活性低，食用牛奶后，乳糖不被分解吸收，进入肠道后端被肠道细菌发酵而产酸、产气，出现肠胀气、腹痛和腹泻等症状，称为乳糖不耐症。

4. 矿物质

奶类富含钙、磷、钾等矿物质，钙的含量可达 1 200 mg/L，且易消化吸收，是钙的良好来源。牛奶中的铁含量很低，仅含 23 mg/L，属贫铁食物。此外，奶中还含有多种微量元素，如铜、锌、碘等。牛奶的矿物质含量因品种、饲料和泌乳期等因素的不同而有所差异，初乳中含量最高，常乳中略有下降。

5. 维生素

牛乳中含有几乎所有种类的维生素，包括维生素 A、D、E、K、各种 B 族维生素和微量的维生素 C，维生素含量与饲养方式和季节有关。各种乳类维生素含量差异较大。

（二）奶制品

奶制品主要包括消毒牛奶、酸奶、奶粉、炼乳等。因加工工艺不同，奶制品营养成分有很大差异。

1. 消毒牛奶

是将新鲜牛奶经过过滤、消毒、均质化后分装出售的液态奶。常见的品种有全脂奶、半脱脂奶和脱脂奶等。消毒牛奶除维生素 B_1、维生素 C 略有损失外，营养价值与新鲜牛奶差别不大。

2. 酸　奶

是在消毒鲜奶中接种乳酸杆菌并使其在控制条件下发酵而成的。牛奶经乳酸菌发酵后，游离氨基酸和肽增加，脂肪不同程度水解，叶酸含量增加，营养价值更高，更利于消化吸收。酸奶中的乳酸杆菌进入肠道可抑制腐败菌的生长繁殖，防止腐败胺类产生，对维护人体的健康有重要作用。酸奶适合消化不良的儿童、老年人和乳糖不耐受者。

3. 奶　粉

是鲜奶经消毒、浓缩、脱水干燥制成的。根据食用目的，可制成全脂奶粉、脱脂奶粉和配方奶粉等。全脂奶粉是将鲜奶浓缩除去 70%～80%水分后，经喷雾干燥或热滚筒法脱水制成。脱脂奶粉是将鲜奶脱去脂肪，再经上述方法制成的奶粉。脱脂奶粉中脂肪含量仅为1.3%，脱脂过程中使脂溶性维生素损失较多，其他营养成分变化不大。此种奶粉一般供腹泻婴儿及需要低脂膳食的患者食用。配方奶粉是以牛奶为基础，参照人奶组成的模式和特点进行营养素的调整和改善，使其更适合婴儿的生理特点和需要。

4. 炼　乳

是一种浓缩奶，可分为淡炼乳和甜炼乳。新鲜奶在低温真空条件下浓缩，除去约2/3水分，再经灭菌制成淡炼乳。因加工过程使维生素遭受一定的破坏，因此，常用维生素加以强化，按适当比例冲稀后，营养价值与鲜奶相同，适合婴儿和对鲜奶过敏者食用。甜炼乳是在鲜奶中加约15%的蔗糖后按上述工艺制成的。糖含量可达45%左右，不宜供婴儿食用。

5. 奶　酪

奶酪的主要原料是牛奶，制作1 kg的奶酪大约需要10 kg的牛奶，因此，奶酪又被称为“奶黄金”。除含有较多优质蛋白质外，奶酪还含有碳水化合物、有机酸、钙、磷、钠、钾、镁、铁、锌及脂溶性维生素A、胡萝卜素和水溶性维生素B_1、B_2、B_6、B_{12}、烟酸、泛酸、生物素等多种营养成分，这些物质具有许多重要的生理功能。由于奶酪加工工艺的需要，会添加钙离子，使钙含量增加，易被人体吸收。

任务二　膳食结构与平衡膳食

一、膳食结构

（一）膳食结构的概念

膳食结构是指居民消费的食物种类及数量的相对构成，又称为膳食模式或食物结构。膳食结构与社会、经济、文化、科学知识水平以及自然环境条件、食物资源供应等多方面因素有关。因此膳食结构是衡量一个国家或地区经济发展水平、社会文明程度和膳食质量的主要标志。

（二）膳食结构的类型

根据动物性食物和植物性食物在膳食中所占的比重，以及能量、蛋白质、脂肪和碳水化合物的摄入量，可将世界各国人群的膳食结构分为以下4种类型：

1. 动植物食物平衡的膳食结构

该膳食结构以日本为代表。特点是膳食中动物性食物和植物性食物的比例较合适；能量、蛋白质、脂肪、碳水化合物摄入基本符合营养要求，膳食结构比较合理。有利于避免营养缺乏病和营养过剩性疾病。

2. 以动物性食物为主的膳食结构

多数欧美发达国家属于此类型。其膳食结构特点是以动物性食物为主，提供高能量、高脂肪、高蛋白、低膳食纤维，即所谓“三高一低”膳食模式。这类膳食结构造成肥胖症、高血脂、冠心病、糖尿病等慢性病的发病率升高。

3. 以植物性食物为主的膳食结构

大多数发展中国家属于此类型。该膳食结构以植物性食物为主，动物性食物为辅，蛋白质、脂肪摄入不足，能量基本满足需要，这种膳食结构容易导致蛋白质-能量营养不良、缺铁性贫血、维生素 A 缺乏症等营养缺乏病。

4. 地中海膳食结构

该膳食结构是居住在地中海的居民所特有的。其特点是膳食能量能满足人体需要，饱和脂肪酸摄入量低，膳食含大量复合碳水化合物，蔬菜、水果的摄入量较高。心脑血管疾病的发病率很低。

二、平衡膳食

（一）平衡膳食的概念

平衡膳食又称合理膳食，是指膳食中所含营养素种类齐全、数量充足、比例合适，并与机体的需要保持平衡。平衡膳食是合理营养的物质基础，是达到合理营养的手段。合理营养是通过合理地选择与搭配食物，采用合理的加工与烹调，合理的膳食制度，以利于各种营养素的消化、吸收和利用，使人体获得的能量和营养素能够满足在不同生理阶段、不同生活环境及不同劳动条件下的需要，不至于出现某些营养素的缺乏或过多，从而促进人体正常的生长发育，确保各组织器官结构和功能的正常，提高机体抗病能力，使机体处于良好的健康状态。

（二）平衡膳食的基本要求

1. 膳食结构要多样化、品种齐全

一日膳食中食物构成要多样化，各种营养素应品种齐全，包括供能食物，即蛋白质、脂肪及碳水化合物；非供能食物，即维生素、矿物质、微量元素及纤维素。粗细混食，荤素混食，合理搭配，从而能供给用膳食者必需的热能和各种营养素。

2. 提供的营养素应能满足用膳者的要求

要求膳食中各种营养素和能量应能保证满足用膳者的要求，应以能达到膳食营养素参考摄入量（DRIs）为宜。

3. 保证各种营养素之间比例合适

膳食中的各种营养素之间应保证平衡，以充分发挥各种营养素的功能。如蛋白质、脂肪、碳水化合物供热比例为 1∶2.5∶4，优质蛋白质应占蛋白质总量的 1/2 ~ 2/3，动物性蛋白质占 1/3。平衡膳食保证人体处在良好的健康状态。

4. 科学的加工烹调

食物经加工与烹调后应尽量减少营养素的损失，使食物保持良好的色、香、味、形等感官性状，促进食欲，并提高消化吸收率。

5. 合理的膳食制度和良好的饮食习惯

膳食制度是指把全天的食物定时、定质、定量地分配给食用者的一种制度。制订膳食制度时要考虑用膳者的工作性质、年龄、生理状况以及季节、气候等因素。我国居民饮食习惯为一日三餐、定时定量，三餐供热比例为早餐占 25%～30%，午餐占 40%左右，晚餐占 30%～35%。

6. 食物对人体无毒无害，保证安全

食物不应含有对人体造成危害的各种有害因素，食物中的有害微生物、化学物质、农药残留、食品添加剂等应符合食品卫生国家标准的规定。

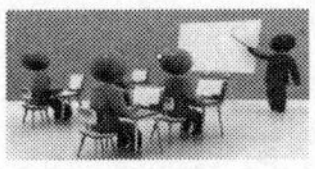

课堂讨论

随着生活水平的提高，人们餐桌上的食物丰富多彩，请同学们讨论应如何做到平衡膳食？

三、中国居民膳食指南及平衡膳食宝塔

中国居民膳食指南是根据营养学原理，结合我国居民膳食消费和营养状况的实际情况制订的。对各年龄段的居民摄取合理营养，避免由不合理的膳食带来疾病具有普遍的指导意义。《中国居民膳食指南》（2016 年）由一般人群膳食指南、特定人群膳食指南和中国居民膳食宝塔三部分组成。

（一）一般人群膳食指南

一般人群膳食指南适用于 6 岁以上的人群。根据该人群的生理特点和营养需要，并结合我国居民的膳食结构特点，制订了 10 条基本原则，以期达到膳食平衡、合理营养、保证健康的目的。

1. 食物多样，谷类为主，粗细搭配

谷类食物是中国传统膳食的主体，是人体能量的主要来源。谷类包括米、面、杂粮，主要提供碳水化合物、蛋白质、膳食纤维及 B 族维生素。坚持谷类为主是为了保持我国膳食的良好传统，避免高能量、高脂肪和低碳水化合物膳食的弊端。人们应保持每天摄入适量的谷类食物，一般成年人每天摄入 250～400 g 为宜。另外要注意粗细搭配，经常吃一些粗粮、杂粮和全谷类食物。稻米、小麦不要研磨得太精，以免所含的维生素、矿物质和膳食纤维流失。

2. 多吃蔬菜、水果和薯类

新鲜蔬菜、水果是人类平衡膳食的重要组成部分，也是我国传统膳食重要特点之一。蔬菜、水果能量低，是维生素、矿物质、膳食纤维和植物化学物质的重要来源。薯类含有丰富的淀粉、膳食纤维以及多种维生素和矿物质。富含蔬菜、水果和薯类的膳食对保持身体健康，

维持肠道正常功能，提高免疫力，降低患肥胖、糖尿病、高血压等慢性疾病风险具有重要作用。推荐我国成年人每天吃蔬菜 300 ~ 500 g，水果 200 ~ 400 g，并注意增加薯类的摄入。

3. 每天吃奶类、大豆及其制品

奶类营养成分齐全，组成比例适宜，容易消化吸收。奶类除含丰富的优质蛋白质和维生素外，含钙量较高，且利用率也很高，是膳食钙质的极好来源。各年龄人群适当多饮奶有利于骨骼健康，建议每人每天平均饮奶 300 mL。饮奶量多或有高血脂和超重肥胖倾向者应选择低脂奶、脱脂奶。

大豆含丰富的优质蛋白质、必需脂肪酸、多种维生素和膳食纤维，且含有磷脂、低聚糖，以及异黄酮、植物固醇等多种植物化学物质。应适当多吃大豆及其制品，建议每人每天摄入 30 ~ 50 g 大豆或相当量的豆制品。

4. 常吃适量的鱼、禽、蛋和瘦肉

鱼、禽、蛋和瘦肉均属于动物性食物，是人类优质蛋白、脂类、脂溶性维生素、B 族维生素和矿物质的良好来源，是平衡膳食的重要组成部分。瘦畜肉铁含量高且利用率好。鱼类脂肪含量一般较低，且含有较多的多不饱和脂肪酸；禽类脂肪含量也较低，且不饱和脂肪酸含量较高；蛋类富含优质蛋白质，各种营养成分比较齐全，是很经济的优质蛋白质来源。

目前我国部分城市居民食用动物性食物较多，尤其是食入的猪肉过多。应适当多吃鱼、禽肉，减少猪肉摄入。相当一部分城市和多数农村居民平均吃动物性食物的量还不够，还应适当增加。动物性食物一般都含有一定量的饱和脂肪酸和胆固醇，摄入过多可能增加患心血管病的危险性。

5. 减少烹调油用量，吃清淡少盐膳食

脂肪是人体能量的重要来源之一，并可提供必需脂肪酸，有利于脂溶性维生素的消化吸收，但是，脂肪摄入过多是引起肥胖、高脂血症、动脉粥样硬化等多种慢性疾病的危险因素之一。膳食盐的摄入量过高与高血压的患病率密切相关。食用油和食盐摄入过多是我国城乡居民共同存在的营养问题。为此，建议我国居民应养成吃清淡少盐膳食的习惯，即膳食不要太油腻，不要太咸，不要摄食过多的动物性食物和油炸、烟熏、腌制食物。

6. 食不过量，天天运动，保持健康体重

进食量和运动量平衡是保持健康体重的两个主要因素，食物提供人体能量，运动消耗能量。如果进食量过大而运动量不足，多余的能量就会在体内以脂肪的形式储存下来，增加体重，造成超重或肥胖；相反，若食量不足，可由于能量不足引起体重过低或消瘦。正常生理状态下，食欲可以有效控制进食量，不过有些人食欲调节不敏感，满足食欲的进食量常常超过实际需要。食不过量对他们意味着少吃几口，不要每顿饭都吃到十成饱。由于生活方式的改变，人们的身体活动减少，目前我国大多数成年人体力活动不足或缺乏体育锻炼，应改变久坐少动的不良生活方式，建议成年人每天进行累计相当于步行 6000 步以上的身体活动，如果身体条件允许，最好进行 30 min 中等强度的运动，养成天天运动的习惯，坚持每天多做一些消耗能量的活动。

7. 三餐分配要合理，零食要适当

合理安排一日三餐的时间及食量，进餐定时定量。早餐提供的能量应占全天总能量的25%～30%，午餐应占30%～40%，晚餐应占30%～40%，可根据职业、劳动强度和生活习惯进行适当调整。一般情况下，早餐安排在6:30—8:30，午餐在11:30—13:30，晚餐在18:00—20:00进行为宜。要每天吃早餐并保证其营养充足，午餐要吃好，晚餐要适量。不暴饮暴食，不经常在外就餐，尽可能与家人共同进餐，并营造轻松愉快的就餐氛围。零食作为一日三餐之外的营养补充，可以合理选用，但来自零食的能量应计入全天能量摄入之中。

8. 每天足量饮水，合理选择饮料

水是膳食的重要组成部分，是一切生命必需的物质，在生命活动中发挥着重要功能。体内水的来源有饮水、食物中含的水和体内代谢产生的水。水的排出主要通过肾脏，以尿液的形式排出，其次是经肺呼出、经皮肤和随粪便排出。进入体内的水和排出来的水基本相等，处于动态平衡。饮水不足或过多都会对人体健康带来危害。饮水应少量多次，要主动，不要感到口渴时再喝水。在温和气候条件下生活的轻体力活动的成年人每日饮水最好选择白开水。

饮料多种多样，需要合理选择，如含乳饮料和纯果汁饮料含有一定量的营养素和有益的膳食成分，适量饮用可以作为膳食的补充。有些饮料添加了一定的矿物质和维生素，适合热天户外活动和运动后饮用。有些饮料只含糖和香精、香料，营养价值不高。有些人尤其是儿童、青少年，每天喝大量含糖的饮料代替喝水，是一种不健康的习惯，应当予以纠正。

9. 饮酒应限量

在节假日、喜庆和交际的场合，人们饮酒是一种习俗。高度酒含能量高，白酒基本上是纯能量食物，不含其他营养素。无节制饮酒，会使食欲下降，食物摄入量减少，以致发生多种营养素缺乏、急性和慢性酒精中毒、酒精性脂肪肝，严重时还会造成酒精性肝硬化。过量饮酒还会增加患高血压、中风等疾病的危险；并可导致事故及暴力的增加，对个人健康和社会安定都是有害的，应该严禁酗酒。另外，饮酒还会增加患某些癌症的危险性。若饮酒，尽可能饮用低度酒，并控制在适当的饮酒量以下，建议成年男性一天饮酒量的酒精含量不超过25 g，成年女性不超过15 g。孕妇、儿童、青少年应忌酒。

10. 吃新鲜卫生的食物

食物放置时间过长易变质，产生有害物质。另外，食物中还可能含有或混入各种有害因素，如致病微生物、寄生虫和有毒化学物等。吃新鲜卫生的食物是防止食源性疾病、实现食品安全的根本措施。正确采购食物是保证食物新鲜卫生的第一关。烟熏食物及有些加色食品可能含有苯并芘或亚硝酸盐等有害成分，不宜多吃。食物合理储藏可以保持新鲜，避免受到污染。高温加热能杀灭食物中大部分微生物，延长保存时间；冷藏温度常为 4 °C～8 °C，只适于短期贮藏；而冻藏温度低达−12 °C～−23 °C，可保持食物新鲜，适于长期贮藏。烹调加工过程是保证食物卫生安全的一个重要环节。需要注意保持良好的个人卫生以及食物加工环境和用具的洁净，避免食物烹调时的交叉污染。食物腌制要注意加足食盐，避免高温环境。有一些动物性食物或植物性食物含有天然毒素，为了避免误食中毒，一方面需要学会鉴别这些食物，另一方面应了解对不同食物去除毒素的具体方法。

（二）特定人群膳食指南

中国营养学会在一般人群膳食指南 10 条原则的基础上，根据特定人群即孕妇、乳母、婴幼儿、学龄前儿童、学龄儿童、青少年、中年人和老年人的生理特点和营养需要，特制订了相应的膳食指南。

（三）平衡膳食宝塔

中国居民膳食宝塔（图 3-1）是根据《中国居民膳食指南》的核心内容，结合中国居民膳食结构特点提出的理想膳食模式，它按平均膳食的原则推荐了各类食物的适宜消耗量，并以直观的宝塔形式表现出来，便于人们理解和日常生活中实行。

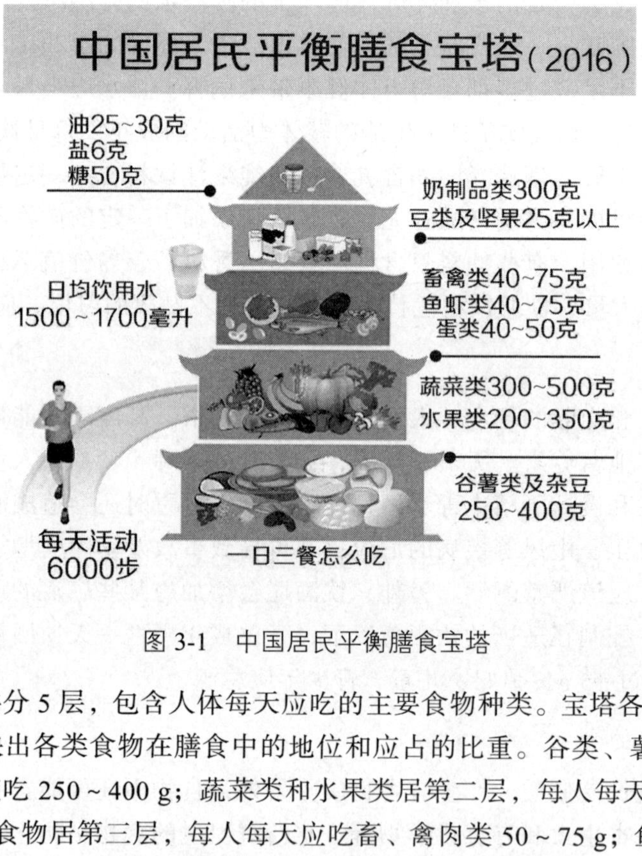

图 3-1　中国居民平衡膳食宝塔

平衡膳食宝塔共分 5 层，包含人体每天应吃的主要食物种类。宝塔各层位置和面积不同，这在一定程度上反映出各类食物在膳食中的地位和应占的比重。谷类、薯类及杂豆类食物位居底层，每人每天应吃 250 ~ 400 g；蔬菜类和水果类居第二层，每人每天应吃 300 ~ 500 g 和 200 ~ 400 g；动物性食物居第三层，每人每天应吃畜、禽肉类 50 ~ 75 g；鱼、虾类 50 ~ 100 g，蛋类 25 ~ 50 g；奶类和豆类食物合占第四层，每人每天应吃奶类及奶制品 300 g 和豆类及坚果 30 ~ 50 g；第五层塔尖是油脂类，每天不超过 30 g。

平衡膳食宝塔的具体应用说明：

1. 确定食物需要

宝塔建议适用于一般健康成人，应用时要根据个人年龄、性别、身高、体重、劳动强度、季节等情况适当调整。年轻人、劳动强度大的人需要能量高，应适当多吃些主食；老年、活动少的人需要能量少，可少吃些主食。不同能量膳食的各类食物参考摄入量见表 3-1。

表 3-1　不同能量膳食的各类食物参考摄入量

食物	低能量（7.53 MJ/1 800 kcal）	中等能量（10.04 MJ/2 400 kcal）	高能量（11.72 MJ/2 800 kcal）
谷类	300	400	500
蔬菜	400	450	500
水果	100	150	200
肉、禽	50	75	100
蛋类	25	40	50
鱼虾	50	50	50
豆类及豆制品	50	50	50
油脂	25	25	25
奶类及奶制品	100	100	100

注：摘自《中国居民膳食指南及平衡膳食宝塔》

从事轻体力劳动的成年男子如办公室职员等，可参照中等能量（10.04 MJ）膳食来安排自己的进食量；从事中等强度体力劳动者如钳工、卡车司机和一般农田劳动者可参照高能量（11.72 MJ）膳食进行安排；不参加劳动的老年人可参照低能量（7.53 MJ）膳食来安排。女性食量一般比男性的小，因为女性体重较轻及身体构成与男性不同。女性需要的能量往往比从事同等劳动的男性低 837 kJ。一般说来，人们的进食量可自动调节，平衡膳食宝塔建议的各类食物摄入量是一个平均值和比例。日常生活中无须每天都样样照着“宝塔”的推荐量执行，而是要把宝塔各层各类食物的大体比例作为行为依据。

2. 同类互换，调配丰富多彩的膳食

人们吃多种多样的食物不仅是为了获得均衡的营养，也是为了使饮食更加丰富多彩以满足人们的口味享受。宝塔包含的每一类食物中都有许多的品种，虽然每种食物都与另一种不完全相同，但同一类中各种食物所含营养成分往往大体上近似，在膳食中可以互相替换。把营养与美味结合起来，按照同类互换、多种多样的原则调配一日三餐。

3. 合理分配三餐食量

我国多数地区居民习惯于一日三餐。三餐食物量的分配及间隔时间应与作息时间和劳动状况相匹配。一般早、晚餐各占 30%，午餐占 40%为宜，特殊情况可适当调整。通常上午的工作、学习都比较紧张，营养不足会影响学习效率和工作效率，所以，早餐应当是正正经经的一顿饭。早餐除主食外，至少应包括奶、豆、蛋、肉中的一种并搭配适量蔬菜或水果。

4. 因地制宜充分利用当地资源

我国幅员辽阔，各地的饮食习惯及物产不尽相同，只有因地制宜充分利用当地资源才能有效地应用平衡膳食宝塔。例如，牧区奶类资源丰富，可适当提高奶类摄取量；渔区可适当提高鱼及其他水产品摄取量；农村山区则可利用山羊奶以及花生、瓜子、核桃、榛子等资源。在某些情况下，由于地域、经济或物产所限无法采用同类互换时，也可以暂用豆类代替乳类、肉类，或用蛋类代替鱼、肉，必要时也可用花生、瓜子、榛子、核桃等坚果代替肉、鱼、奶等动物性食物。

5. 养成习惯，长期坚持

膳食对健康的影响是长期的结果。应用平衡膳食宝塔需要自幼养成习惯，并坚持不懈，才能充分体现其对健康的重大促进作用。

四、中国老年人平衡膳食宝塔

中国老年人平衡膳食宝塔（图 3-2）是根据《中国居民膳食指南》的核心内容和老年人的生理特点，把平衡膳食的原则转化为各类食物的重量，便于老年人在日常生活中实行。其中谷类、薯类及杂豆居底层，老年人每天应吃 200 ~ 350 g；蔬菜和水果居第二层，每天应分别吃 400 ~ 500 g 和 200 ~ 400 g；鱼、禽、肉、蛋等动物性食物居第三层，每天应吃 125 ~ 200 g（其中畜肉类 50 g，鱼虾、禽类 50 ~ 100 g，蛋类 25 ~ 50 g）；奶类、豆类及坚果食物合居第四层，每天应吃相当于鲜奶 300 g 的奶类及奶制品和相当于干豆 30 ~ 60 g 的大豆类及坚果；第五层塔顶是烹调油和食盐，每天烹调油为 20 ~ 25 g，食盐不超过 5 g，宝塔所建议的各类食物摄入量都是指食物可食部分的生重，各类食物的重量不是指某一种具体食物的重量，而是一类食物的总量。膳食宝塔中所标示的各类食物建议量的下限为能量水平 6.7 MJ，上限为能量水平 9.2 MJ。

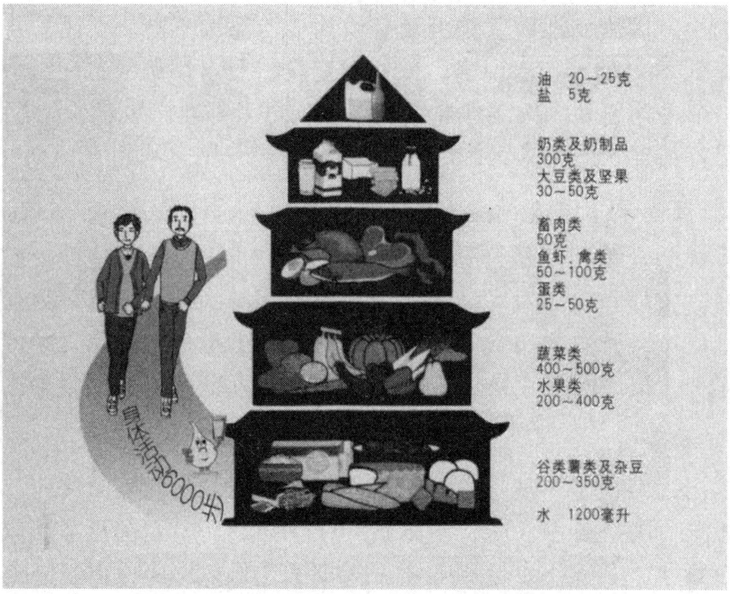

图 3-2　中国老年人平衡膳食宝塔

膳食宝塔没有建议食糖摄入量，这是因为老年人糖耐量降低，胰岛素分泌减少，血糖调节功能下降，易发生高血糖和糖尿病，故不宜多食糖。老年人水分的摄取较年轻人更重要，可以从多方面来补充水分。膳食宝塔特别强调，老年人每日至少喝水 1 200 mL。其中包括饮食中的牛奶、稀饭、各类菜汤、洁净天然水、多汁的水果和瓜类、淡茶水等。要主动、少量、多次饮水，不要等到口渴时再喝水。运动是健康的基石，老年人应进行适量的身体活动，建议每天进行累计相当于步行 6 000 步以上的活动量。

老年人每天膳食摄入量，可根据年龄、性别、身高、体重、劳动强度、季节、生活习惯、经济状况等情况进行适当调整。重要的是每天的摄入要包括各类食物，在 1 周内各类食物摄入量的平均值大体符合建议量。

1. 第一层：谷类、薯类及杂豆

老年人的一日三餐中粗粮、细粮、薯类按照 1∶2∶1 用餐会更合理。在食用粗粮时应注意粗粮细作，以适应老年人的消化功能。

2. 第二层：蔬菜和水果

蔬菜和水果提供的抗氧化营养素是预防老年人慢性疾病的重要饮食措施。老年人每日摄入的新鲜蔬菜中，深色蔬菜最好占一半。深色蔬菜是指深绿色、深红色、橘红色、紫红色等颜色深的蔬菜，一般含矿物质、维生素、膳食纤维和植物化学物比较丰富。由于不同植物化学物有不同的保健作用，应保证摄入尽可能多的植物化学物，以发挥延缓衰老、预防疾病、增进健康的作用。建议老年人平均每天吃 2 ~ 3 种新鲜水果，总量达 200 ~ 400 g。蔬菜和水果各有优势，不能完全相互替代。

3. 第三层：肉、禽、鱼、蛋

肉、禽、鱼、蛋均属于动物性食物，是老年人优质蛋白、脂类、脂溶性维生素、B 族维生素和矿物质的良好来源，也是老年人平衡膳食的重要组成部分。

（1）膳食宝塔建议每日的畜肉摄入量为 50 g。红肉包括猪、牛、羊、马、驴等家畜的肌肉、内脏及其制品，畜肉含脂肪较高，应尽量选择瘦畜肉。动物内脏因胆固醇含量较高，老年人不宜过多食用，建议每周吃 1 ~ 2 次动物内脏，每次吃 50 g。

（2）白肉一般指禽类及水产品类的食物，宜将鱼肉、禽肉作为老年人的首选肉品，因为它们的脂肪含量低，肌纤维短、细、软，更易消化吸收。建议每日的摄入量为 50 ~ 100 g。每周也可食用 1 次全血制品（如鸭血等），它含一定量铁元素。

（3）有条件的老年人可以多选择一些海鱼和虾，以增加优质蛋白质和 ω-3 系列多不饱和脂肪酸的摄取。

（4）蛋黄虽含胆固醇，但其中丰富的维生素与卵磷脂是老年人不可缺少的营养品。大多数老年人每天可吃 1 个鸡蛋，胆固醇异常者每周可吃 3 ~ 4 个鸡蛋。老年人最好吃煮鸡蛋，少吃油煎鸡蛋，应尽量不吃或少吃咸蛋和松花蛋。

4. 第四层：奶类、豆类及坚果食物

（1）奶类是老年人优质蛋白质、钙等的重要来源。奶制品包括奶粉、酸奶、奶酪等，但不包括奶油。建议每人每天饮 300 g 鲜牛奶或相当量的奶制品，对于高血脂和超重肥胖倾向者，应选择低脂奶、脱脂奶及其制品。

（2）大豆包括黄豆、黑豆、青豆，其常见的制品包括豆腐、豆浆、豆腐干及千张等，可提供优质蛋白质、钙、多不饱和脂肪酸、磷脂等。老年人每天都应该进食一次豆制品，推荐每日摄入 30 ~ 50 g 大豆类及坚果。豆浆是一种很好的食品，但其钙含量只相当于牛奶的 1/10，所以用豆浆来替代牛奶补钙是不妥当的。

（3）坚果是蛋白质、不饱和脂肪酸、维生素 E 等的良好来源，包括花生、瓜子、核桃、杏仁、榛子等。有条件的老人可吃 5 ~ 10 g 坚果仁替代相应量的大豆。

5. 第五层：烹调油和食盐

（1）老年人每天烹调油的建议摄入量为 20 ~ 25 g，血脂异常、肥胖或者有肥胖家族史的老年人每天用油量要降到 20 g 左右。食用油尽量选用多种植物油，一段时间用一种油，下一段时间换另一种油。在烹调时少用油炸、油煎、爆炒，多选用蒸、煮、炖、清烩、拌等。

（2）老年人随着年龄增大，舌头表面的味蕾细胞逐渐减少，对咸味的味觉减退，可能使盐的摄取量增加。老年人应尽量减少摄入含钠较高的调味品，如酱油、黄酱、甜面酱、辣椒酱、味精、鸡精、虾酱、鱼露、蚝油等，以及含盐较高的食品，如酱菜、泡菜、腌菜、酱豆腐（豆腐乳）、韭菜花、腊肉、咸鱼、火腿等，偶尔摄入时，应减少食盐用量。可以用食物本身的味道，如青椒、西红柿、洋葱、香菇等，或利用葱、姜、蒜等产生的香味来刺激味觉，以增加食欲。也可以用白醋、柠檬、苹果、菠萝、橙汁来增加食物的味道，或用醋来降低对盐的用量。烹饪时不宜过多加糖，否则会降低食物的咸味，使盐的用量增加。

中国老年人平衡膳食宝塔是一种营养合理的平衡膳食模式，它极大限度地提供了我国老年人膳食中易缺乏的营养素，对改善老年人群的营养状况，预防与膳食有关的疾病具有长远意义。

项目测试

【A1 型题】

1. 谷类食物在我国居民膳食中占重要地位，膳食中谷类食物的能量占（　　）。

A. 50% ~ 70%　　B. 58%　　C. 30% ~ 40%

D. 75%　　E. 100%

2. 谷类中的维生素主要以（　　）为主。

A. 维生素 A　　B. 维生素 D　　C. 维生素 E

D. B 族维生素　　E. 维生素 C

3. 蔬菜水果富含的维生素主要以（　　）为主。

A. 维生素 A　　B. 维生素 D　　C. 维生素 E

D. B 族维生素　　E. 维生素 C

4. 菌藻类食物中每 100 g 干海带中碘含量可达（　　）。

A. 10 g　　B. 20 g　　C. 30 g

D. 36 g　　E. 40 g

5. 以下说法中不正确的是（　　）。

A. 大豆富含蛋白质　　B. 大豆富含不饱和脂肪酸

C. 大豆富含磷脂　　D. 大豆中含有丰富的维生素和矿物质

E. 大豆蛋白质是最好的优质蛋白质

6. 当新鲜蔬菜缺乏时，（　　）是维生素 C 的良好来源。

A. 大白菜　　B. 豆芽　　C. 萝卜

D. 干木耳　　E. 土豆

7. （　　）适合消化功能不良的儿童、老年人和乳糖不耐受者。

A. 鱼肉　　B. 鲜牛奶　　C. 酸奶
D. 奶粉　　E. 鸡蛋

8. 以（　　）为主的膳食结构，即所谓“三高一低”膳食模式。
A. 动植物食物平衡　　B. 动物性食物　　C. 植物性食物
D. 谷类食物　　E. 地中海膳食

9.《一般人群膳食指南》适用于（　　）。
A. 所有人群　　B. 婴幼儿　　C. 6 岁以上的人群
D. 中年人　　E. 老年人

10. 中国老年人平衡膳食宝塔中居于第三层的是（　　）。
A. 奶类、豆类及坚果食物　　B. 烹调油和食盐
C. 肉、禽、鱼、蛋　　D. 蔬菜和水果
E. 谷类、薯类及杂豆

11.《中国居民膳食指南》(2007) 建议成年人每天的运动量相当于（　　）。
A. 3000 步　　B. 4000 步　　C. 5000 步
D. 6000 步　　E. 7000 步

12. 下列对平衡膳食叙述错误的是（　　）。
A. 又称合理膳食　　B. 膳食中营养素种类齐全
C. 膳食数量充足　　D. 膳食中各类营养素比例合适
E. 又称地中海膳食

【A2 型题】

13. 李某，28 岁，孕 12 周，下列食物中应建议她不要多吃的是（　　）。
A. 豆类　　B. 牛奶　　C. 蔬菜、水果
D. 蛋类　　E. 油炸食品

14. 张大爷，67 岁，膳食中长期不搭配蔬菜和水果，这样会造成身体缺乏（　　）。
A. 淀粉和蛋白质　　B. 碳水化合物　　C. 蛋白质和脂肪
D. 脂肪和维生素　　E. 维生素和矿物质

15. 李奶奶，66 岁，患缺铁性贫血，膳食中应注意选择下列（　　）食物有利于改善症状。
A. 蔬菜、水果　　B. 蛋类　　C. 大豆及其制品
D. 猪肝、瘦肉　　E. 奶类

16. 下列饮食习惯符合平衡膳食基本要求的是（　　）。
A. 多吃煎、炸食物　　B. 食物多样、谷类为主
C. 经常吃麦当劳、肯德基　　D. 不吃青菜和水果
E. 多喝含糖饮料

17. 常吃“五谷杂粮”有利于健康，是因为（　　）。
A. 容易消化，吸收　　B. 能治百病　　C. 色香味美
D. 色香味齐全　　E. 营养丰富，为人体提供全面营养

18. 合理膳食要求必须保证每日三餐，早餐、中餐和晚餐摄取的热量比最好为（　　）。
A. 3∶4∶3　　B. 3∶3∶4　　C. 4∶3∶3
D. 2∶4∶4　　E. 4∶4∶2

19. 某养老院食堂设计的午餐食谱：米饭、清炖排骨、麻辣豆腐，你认为加上下列哪类食物后食谱会变得更为合理（　　）。

A. 素炒豆角　　B. 牛奶　　C. 红焖羊肉

D. 炒鸡蛋　　E. 红烧鱼块

20. 关于平衡膳食宝塔的说法不正确的是（　　）。

A. 平衡膳食宝塔中提出了油脂类和食盐的建议量

B. 平衡膳食宝塔共分 6 层，包含了人们每天应吃的主要食物种类

C. 宝塔各层位置和面积不同，在一定程度上反映出各类食物在膳食中的地位和应占比重

D. 蔬菜和水果居宝塔第二层

E. 宝塔建议的各类食物的摄入量一般指食物的生重

【A3 型题】

（21 ~ 23 题共享题干）

王奶奶，67 岁，因牙齿严重缺失造成咀嚼困难，3 个月以来一直以烂面条、米糊为主食，近期王奶奶面色逐渐苍白，因此来老年病科求诊。

21. 从营养学角度考虑可能缺乏的营养素是（　　）。

A. 维生素　　B. 铁　　C. 蛋白质

D. 碳水化合物　　E. 钙

22. 如果考虑用药治疗，首选（　　）。

A. 维生素 C 制剂　　B. 维生素 D 制剂　　C. 维生素 K 制剂

D. 脂肪乳　　E. 硫酸亚铁制剂

23. 建议平时多食用的食物是（　　）。

A. 粮谷类　　B. 豆类　　C. 动物肝脏

D. 蔬菜　　E. 水果

项目四

老年人营养与膳食指导

学习目标

1. 掌握老年人对营养的需求及营养物质的推荐摄入量。
2. 熟悉老年人生理特点。
3. 了解影响老年人营养状况的因素。
4. 培养学生养成良好的职业道德，在实施老年人营养与膳食指导时准确、耐心、尊重和关心老年人。

随着社会和经济的发展，世界人口老龄化已日趋明显。1999 年底，中国已进入老龄化国家的行列。如何加强老年保健、延缓衰老进程，防治各种老年常见病，达到健康长寿和提高生命质量，已成为医学界研究的重要课题。老年营养是其中至关重要的一部分，合理的营养有助于延缓衰老，而营养不良或营养过剩有可能加速衰老的速度。因此，从营养学的角度探讨老年人生理变化，研究老年期的营养和膳食非常重要。

任务一　老年人的生理特点

工作情境与任务

导入情景：

康宁社区72岁的赵大爷，牙齿多数脱落，但眼不花、耳不聋，最近常常愁眉苦脸，精神不振，不爱搭理人，对食物不感兴趣、常诉体虚乏力。

工作任务：

1. 分析导致赵大爷饮食现状的原因。
2. 指导赵大爷通过饮食改善身体现有状况。

随着年龄的增长，机体各器官、组织、细胞发生一系列形态结构和生理变化，即出现生理性衰老，这些变化在老年性疾病的发生发展中起重要作用。为了促进老年人的身体健康，预防和减少老年性疾病的发生，根据老年人的生理特点，合理膳食对维护和促进老年人健康尤为重要，应引起高度重视。

一、老年人的生理及代谢改变

（一）身体成分改变

老年人体内脂肪组织随年龄增长而增加，脂肪以外的组织随年龄增长而减少，具体表现为以下3个方面：

1. 细胞数量下降

表现为肌肉组织的重量减少而出现肌肉萎缩。

2. 身体水分减少

主要为细胞内液减少，影响体温调节，降低老年人对环境温度改变的适应能力，皮肤干燥。

3. 骨组织矿物质减少

尤其是钙减少，骨密度降低。骨密度指单位体积或单位面积骨内所含骨矿物质的含量。

体内骨组织的重量，正常人在成年后骨量仍可增加，至30~35岁时骨密度达到峰值，随后逐渐下降，至70岁时可降低20%~30%。妇女在绝经期后由于雌激素分泌不足骨质减少更甚，10年内骨密度可减少10%~15%，因此，老年人易发生不同程度的骨质疏松症及骨折。

（二）代谢功能降低

（1）基础代谢降低，老年人体内的去脂组织减少，脂肪组织相对增加。与中年人相比，老年人的基础代谢降低15%～20%。

（2）合成代谢降低，分解代谢增高，合成与分解代谢失去平衡，引起细胞功能下降。蛋白质的合成与分解速率明显低于年轻人，对脂类代谢的能力也发生改变，尤以在合成、降解与排泄的能力方面。

（三）器官功能衰退

1. 消化系统

消化液和消化酶及胃酸分泌减少，使食物的消化吸收受影响，胃肠扩张和蠕动能力减弱，易发生便秘。多数老年人因牙齿脱落而影响食物的咀嚼和消化，同时舌表面味蕾萎缩，味觉和嗅觉功能降低，使得老年人食欲下降。

2. 心血管功能

心率减慢，心脏搏出量减少，血管逐渐硬化，高血压患病率随年龄增加而增加。

3. 脑、肾和肝脏功能及代谢能力

老年人脑、肾和肝脏功能及代谢能力，均随年龄增加而有不同程度的功能下降。脑细胞及肾细胞数量较青年大为减少，肾单位再生力下降，肾小球滤过率降低，糖耐量下降。

（四）免疫功能的改变

伴随老化的进展，免疫功能逐渐降低，老年人胸腺萎缩，重量减少，T淋巴细胞数量明显减少，血中IgG含量减少，使老年人对外界的刺激、伤害及各种疾病更为敏感，整个机体的协调作用和对环境变化适应能力也会减退。

二、老年妇女的特殊生理改变

妇女绝经后雌激素水平下降，比男性更容易罹患心血管疾病和骨质疏松症。因此，在一定意义上，老年妇女的营养和膳食更应该受到重视。绝经是指女性月经终止，可分为自然绝经和人工绝经；临床上将连续12个月无月经后认为是绝经。而绝经最明显的生理改变是卵巢的衰老和生殖系统的萎缩性改变。

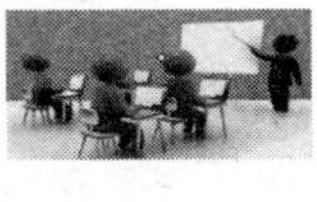

课堂讨论

进入老年期的女性，会出现哪些生理改变？如何通过饮食改善症状？

任务二 影响老年人营养状况的因素

很多老年人由于生理机能的衰退，基础代谢率降低、对能量的需求逐渐减少，导致进食欲望降低、食物喜好发生改变、对食物的消化吸收能力降低，食物摄入量减少可引起营养不良。60 岁以上老年人低体重、贫血患病率远高于中年人。

下列因素可影响老年人的营养状况：

一、生理因素

（1）多数老年人有牙齿脱落或对义齿不适应，影响食物的咀嚼，因此不愿选用蔬菜、水果和瘦肉一类的食物。

（2）老年人由于消化吸收功能减弱，摄入的营养素不能很好地被消化吸收。

（3）由于肝、肾功能的衰退，维生素 D 不能在体内有效地转化成具有活性的形式。

二、环境因素

（1）部分老年人由于经济状况拮据，购买力下降，或行动不便外出采购困难而影响了对食物的选择。

（2）丧偶老人、空巢老人由于生活孤寂，缺少兴趣，干扰了正常的食欲。

（3）有些老人因退休而离开工作岗位和工作环境，一时尚不能适应，引起食欲下降。

任务三 老年人的营养需要

由于老年人的器官功能逐渐减退，消化、代谢功能都有不同程度的下降，所以老年人对各种营养的需要也应与中年人有所不同。

一、能 量

老年人基础代谢率低，活动量少，所需的能量亦相应减少。摄入量过多，则可能转变为脂肪使身体超重甚至肥胖，老年人若能维持恒定的理想体重则表示能量摄入适当。我国营养学会推荐，以 20 ~ 39 岁平均体重 65 kg（男）或 55 kg（女）的能量供给量为基础，50 ~ 59 岁老年男女相应减少 10%，60 ~ 69 岁减少 20%，70 岁以上减少 30%，一般情况下 65 岁以上老年人每日摄入能量应在 6.72 ~ 8.4 MJ。对于老年的个体而言，生活模式和生活质量不同，对能量的需要有较大的差异。老年人能量需要量见表 4-1。

表 4-1　老年人能量需要量（EER）与蛋白质推荐摄入量（RNI）

年龄	身体活动水平	能量/MJ · d^{-1}		蛋白质/g · d^{-1}	
		男	女	男	女
50 岁～	身体活动水平（轻）	8.79	7.32	65	55
	身体活动水平（中）	10.25	8.58	65	55
65 岁～	身体活动水平（轻）	8.58	7.11	65	55
	身体活动水平（中）	9.83	8.16	65	55
80 岁～	身体活动水平（轻）	7.95	6.28	65	55
	身体活动水平（中）	9.20	7.32	65	55

65 岁以上的老年人，如果能够保持良好的心态，在医学认可的条件下进行适当的体力活动，参与其本人喜爱、习惯的、身体能接受的运动项目，对其身体的营养与健康是极为有利的。

二、蛋白质

老年人体内蛋白质合成率降低，分解代谢往往高于合成代谢，加之老年人对于摄入的蛋白质的吸收利用率低，易出现负氮平衡。因此，需要供给较为丰富和质量高的蛋白质来补充组织蛋白质的消耗。老年人蛋白质的摄入量应质优量足，摄入量应以维持氮平衡为原则，如果摄入过多，会增加消化系统和肾脏的负担，摄入过少则会引起负氮平衡，对健康不利。因此，老年人对蛋白质的需要量不应低于成年人，尤其是必需氨基酸（如蛋氨酸、赖氨酸）。一般认为老年人可按 1.0～1.2 g/kg 体重供给蛋白质，优质蛋白质占 1/3，蛋白质能量比以 12%～14%为佳。中国营养学会建议，男性老年人蛋白质的推荐摄入量为 65 g/d；女性老年人蛋白质推荐摄入量为 55 g/d。老年人蛋白质推荐摄入量见表 4-1。

老年人对蛋白质的摄取来源，除从粗粮中外，主要从肉、蛋、奶类、豆类中提供，以确保优质蛋白的摄入。大豆及其制品是老年人最佳的选择之一，大豆类及其制品相对容易获得，也比较容易消化。大豆中脂肪、卵磷脂、植物固醇以及大豆异黄酮对人体有利，尤其是女性。

三、脂　肪

老年人胆汁酸合成减少，胰酶活性降低，对脂肪的消化能力降低，因此脂肪的摄入不宜过多；另一方面，脂肪摄入过多，会促进动脉硬化等许多老年性疾病的发生。中国营养学会建议老年人摄入的脂肪量所供热能占膳食总能量的 20%～30%为宜，摄入的脂肪应以富含不饱和脂肪酸的植物油为主。在全日食物中所有脂肪，包括食物脂肪和烹调油。老年人应少吃或不吃肥肉，植物油如菜籽油、玉米油、大豆油及花生油等都含有多不饱和脂肪酸，也各有长处，混合食用有好处，鱼类尤以海鱼类含有 DHA 等多不饱和脂肪酸，有益老年人健康。在正常条件下，脂类在总能量中也不宜少于 20%或高于 30%，每日食物中的胆固醇含量不宜多于 300 mg。

四、碳水化合物

由于老年人糖耐量低，胰岛素对血糖的调节作用减弱，食用糖和淀粉过多易发生血糖增高，且过多的糖在体内可转变为脂肪，使血脂（尤其甘油三酯）升高，引起动脉粥样硬化等心脑血管疾病及糖尿病发病率升高，故老年人不宜摄入过多的蔗糖和淀粉，果糖易被老年人利用，转变为脂肪的能力小于葡萄糖，另外，老年人宜多食一些水果等富含膳食纤维的食物，膳食纤维不仅有促进胃肠蠕动、防止便秘的功能，而且还可降低胆汁酸的肠肝循环并使之排出，降低血脂水平和稀释肠内有毒物质，从而预防结肠癌的发生。老年人每日摄入 15 ~ 20 g 膳食纤维为好。

五、矿物质

矿物质在体内具有十分重要的功能，矿物质不仅是构成骨骼、牙齿的重要成分，还可调节体内酸碱平衡，维持组织细胞的渗透压，维持神经和肌肉的兴奋性，构成体内一些重要的生理活性物质，如血红蛋白等。

1. 钙

老年人常出现身高变矮，腰背酸痛甚至骨折，这主要与缺钙引起的骨质疏松症有关。绝经期前、后的妇女患病率较高，我国有的地区可达 60%以上，主要原因是老年人胃肠功能减弱，胃酸分泌少，对钙的吸收率降低，加之含钙丰富的食物（如牛奶等）摄入不足；老年人户外活动较少，日照机会减少，皮肤合成维生素 D_3 的量也随之降低。肾脏机能减退，可形成活性高的 1,25-$(OH)_2D_3$ 的量减少，老年人对钙的吸收和储备能力差，容易发生缺钙而导致骨质疏松。故老年人适当补钙和维生素 D 是必要的。但钙的补充不宜过多，以免引起高钙血症、肾结石以及内脏器官不必要的钙化。我国建议老年人钙的 RNI 均为 1 000 mg/d。补钙应以食物钙为主，牛奶及奶制品是最好的来源，其次为大豆及豆制品、深绿色叶菜、海带、虾皮等。

2. 铁

老年人也容易发生缺铁性贫血，与老年人进食量减少、蛋白质和膳食铁的摄入量不足有关；膳食中维生素 C、维生素 B_{12}、叶酸的供给量不足，影响了对铁的吸收利用。铁的 RNI 为 12 mg/d。老年人应注意选择血红素铁含量高的食物（如动物肝脏、瘦肉、牛肉、动物血等），同时还应多食用富含维生素 C 的蔬菜、水果，促进铁的吸收，以改善膳食蛋白质和铁的不足。

3. 食 盐

老年人应降低食盐的摄入，以每日不超过 6 g 为宜。

4. 硒

硒是构成谷胱甘肽过氧化物酶的重要成分，在体内抗氧化酶防御系统中具有消除脂质过氧化物、保护细胞膜免受过氧化物的损伤、增强机体免疫的功能。而体内硒缺乏可导致心肌损伤，还可促进冠心病的发展。中国老年人硒的 RNI 为 50 μg/d。

六、维生素

老年人对各种维生素的需要量与成年人相同，尤其是维生素 A、维生素 D、维生素 E、维生素 C、维生素 B_2 和叶酸。摄入足量的维生素，可以促进机体代谢，增强抗病能力。

1. 维生素 A

老年人进食量少，牙齿松动或缺失，摄入的蔬菜数量有限，易出现维生素 A 的缺乏，可导致暗适应缓慢、上皮组织干燥、增生、过度角化，出现老年人视力下降，白内障形成，这些症状可通过适当地补充维生素 A 而得到改善。我国老年人维生素 A 的 RNI 为：男性 800 μg RAE/d，女性 700 μg RAE/d。老年人应多食用富含维生素 A 的食物。

2. 维生素 D

老年人户外活动减少，由皮肤形成维生素 D 量降低，而且肝肾转化为活性 1,25-$(OH)_2$ D_3 的能力下降，易出现维生素 D 缺乏，影响钙、磷吸收及骨骼矿化，出现骨质疏松症。65 岁以上的老年人维生素 D 的 RNI 为 15 μg/d，高于中年人和青年人。

3. 维生素 E

维生素 E 在体内具有抗氧化作用，能修复脂质过氧化物对生物膜造成的损伤，保护多不饱和脂肪酸，抑制脂褐素，改善皮肤弹性，延缓衰老，提高机体的免疫功能。维生素 C 能与维生素 E 起协同作用，对防止衰老具有一定的作用。老年人每日膳食维生素 E 的 RNI 为 14 mgα-TE/d。当多不饱和脂肪酸摄入量增加时，应相应地增加维生素 E 的摄入量，一般每摄入 1 g 多饱和脂肪酸应摄入 0.6 mgα-TE 的维生素 E。维生素 E 的摄入量不应超过 700 mgα-TE/d。

4. 维生素 B_1

老年人摄食较少，因此应尽可能保证维生素 B_1 的摄入量，男性老人维生素 B_1 的 RNI 为 1.4 mg/d，女性为 1.2 mg/d。富含维生素 B_1 的食物有肉类、豆类及各种粗粮。

5. 维生素 B_2

维生素 B_2 的 RNI 与维生素 B_1 相同。

6. 维生素 C

维生素 C 可促进胶原蛋白的合成，保持毛细血管的弹性，减少脆性，防止老年血管硬化，并可降低胆固醇、增强免疫力、抗氧化。因此老年人应摄入充足的维生素 C，维生素 C 的 RNI 为 100 mg/d。

高同型半胱氨酸血症也是动脉粥样硬化的独立危险因素。同型半胱氨酸是蛋氨酸代谢的中间产物，维生素 B_{12}、叶酸、维生素 B_6 的不足可引起高同型半胱氨酸血症。因此，这 3 种 B 族维生素的及时补充，将有助于预防动脉硬化。

七、水

老年人对水分的要求不低于中青年，有时还比其他年龄组要求高，因为老人对失水与脱水的反应会迟钝于其他年龄组。另外，水的代谢有助于其他物质代谢及排泄代谢废物。老年人每日每千克体重应摄入 30 mL 的水，如大量排汗、腹泻、发热等还需按情况增加。老年人不应在感到口渴时才饮水，而应该有规律地主动饮水。

任务四　老年人膳食指导

根据老年人生理特点、营养需求与饮食来源，应给与老年人合理的膳食指导，以提高老年人群对营养与健康的认识，消除或减少不利于健康的膳食营养因素，改善营养状况，预防营养性疾病的发生，提高老年人群的健康水平和生活质量。

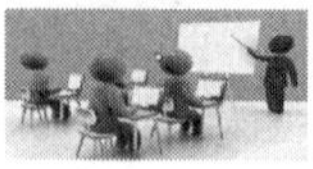

课堂讨论

生活中有一些老年人存在不健康饮食理念，作为老年护理工作者，如何指导老年人健康饮食？

一、老年人的膳食原则

1. 饮食多样化

吃多种多样的食物才能利用食物营养素互补的作用，达到全面营养的目的。不要因为牙齿不好而减少或拒绝蔬菜或水果，可以把蔬菜切细煮软、水果切细，从而容易咀嚼和消化。

2. 主食中包括一定量的粗杂粮

粗杂粮包括全麦面、玉米、小米、荞麦、燕麦等，比精粮含有更多的维生素、矿物质和膳食纤维。

3. 每天饮用牛奶或奶制品

牛奶及其制品是钙的良好食物来源，摄入充足的奶类可增加钙的摄入，有利于预防骨质疏松症和骨折。虽然豆浆中含钙量较多，但远不及牛奶，因此不能以豆浆代替牛奶。

4. 吃大豆或其制品

大豆富含优质蛋白，还含大豆异黄酮和大豆皂苷，可抑制体内脂质过氧化、减少骨丢失，增加冠状动脉和脑血流量，预防心脑血管疾病和骨质疏松症。多吃大豆对老年妇女尤其重要。

5. 适量食用动物性食品

鱼类脂肪含量较低，易消化，适于老年人食用。

6. 多吃蔬菜、水果

蔬菜和水果是维生素 C 等的重要来源，并富含膳食纤维，可预防老年便秘。西红柿中的西红柿红素对老年男性常见的前列腺疾病有一定的防治作用。

7. 饮食清淡、少盐

选择用油少的烹调方式如蒸、煮、炖、焯，避免摄入过多的脂肪导致肥胖。少用各种含钠高的调味料，少吃酱腌菜、避免过多的钠摄入对血压的影响。

二、老年人膳食指导

人体衰老是不可逆转的发展过程。随着年龄的增加，老年人器官功能逐渐衰退，容易发生代谢紊乱，导致营养缺乏病和慢性非传染性疾病的危险性增加。合理饮食是身体健康的物质基础，对改善老年人的营养状况、增强抵抗力、预防疾病、延年益寿、提高生活质量具有重要作用。

中国营养学会于 2010 年制定《中国老年人膳食指南》，除应遵循《一般人群膳食指南》中规定的 10 条内容外，另增加了以下 4 条。

（一）食物要粗细搭配、松软、易于消化吸收

老年人的食物要粗细搭配，每日可摄入谷类、薯类及杂豆类 200 ~ 350 g，其中 100 g 左右为全麦、小米、玉米、荞麦、燕麦等粗粮、杂粮或薯类。采用蒸、煮、炖、氽等烹调方式，使食物松软易于咀嚼。每日摄入 500 g 蔬菜及 200 ~ 400 g 水果，不可因为个人口感、牙齿不好等原因拒食蔬菜水果，并在烹制过程中尽量切碎、煮烂，帮助咀嚼和消化。

（二）合理安排饮食，提高生活质量

1. 保证摄入丰富、质优的蛋白质

老年人每日可摄入 300 g 奶类及奶制品，50 ~ 100 g 鱼虾类、禽肉类，50 g 畜肉类，25 ~ 50 g 蛋类，30 ~ 50 g 大豆及坚果类。

2. 创设舒适的进餐环境，保持良好的进食情绪

就餐时应提供安静舒适的进餐环境，尽量与家人一起就餐，以促进老年人身心健康，减少疾病，延缓衰老，提高生活质量。

（三）重视预防营养不良和贫血

老年人应保证鱼、禽、瘦肉、蔬菜、水果的摄入。饭前、饭后 1 h 不宜喝浓茶、咖啡。积极治疗慢性萎缩性胃炎、钩虫病等原发病。必要时遵医嘱服用补充剂。

（四）多做户外活动，维持健康体重

老年人应坚持每天运动，每天至少半小时的户外活动。WHO 推荐最适宜户外活动时间为 9:00—10:00 或 16:00—20:00 这两个时间段，夏季上午可提前半小时，晚上可延后半小时。

项目测试

【A1 型题】

1. 老年人身体成分的改变不包括下列哪项（　　）。
   A. 细胞数量下降　　B. 身体水分减少
   C. 肥胖　　D. 肌肉萎缩
   E. 骨组织矿物质减少
2. 正常人在成年后骨量仍可增加，至（　　）岁时骨密度达到峰值，随后逐渐下降。
   A. 18 ~ 20 岁　　B. 20 ~ 25 岁
   C. 25 ~ 30 岁　　D. 30 ~ 35 岁
   E. 35 ~ 45 岁
3. 妇女绝经期后雌激素水平下降，比男性更容易罹患心血管疾病和（　　）。
   A. 肥胖症　　B. 高胆固醇血症
   C. 骨质疏松症　　D. 痴呆症
   E. 甲亢
4. 中国营养学会建议男性老年人蛋白质的推荐摄入量为（　　）。
   A. 35 g/d　　B. 45 g/d
   C. 55 g/d　　D. 65 g/d
   E. 85 g/d
5. 与中年人相比，老年人的基础代谢降低（　　）。
   A. 7% ~ 8%　　B. 10% ~ 15%
   C. 15% ~ 20%　　D. 20% ~ 30%
   E. 35% ~ 50%
6. 老年人每日食物中的胆固醇含量不宜多于（　　）。
   A. 300 mg　　B. 400 mg
   C. 500 mg　　D. 600 mg
   E. 800 mg
7. 番茄中的番茄红素对老年男性常见的（　　）有一定的防治作用。
   A. 缺铁性贫血　　B. 骨质疏松症
   C. 前列腺疾病　　D. 甲亢
   E. 高血压
8. 老年人出现暗适应缓慢、上皮组织干燥、增生、过度角化，视力下降，白内障形成，这些症状可通过适当地补充（　　）而得到改善。
   A. 维生素 A　　B. 维生素 B_1
   C. 维生素 C　　D. 维生素 D
   E. 维生素 E
9. 下列老年人膳食原则不正确的是（　　）。

A. 饮食多样化　　B. 可用豆浆代替牛奶
C. 适量食用动物性食品　　D. 饮食清淡少盐
E. 每天饮用牛奶或奶制品

10. 维生素 B_{12}、(　　)、维生素 B_6 的不足可引起高同型半胱氨酸血症。
A. 维生素 A　　B. 维生素 B_1
C. 维生素 C　　D. 叶酸
E. 维生素 E

【A2 型题】

11. 李大爷，68 岁，牙齿多数脱落，下列维生素中他最容易缺乏的是(　　)。
A. 维生素 A　　B. 维生素 B_1
C. 维生素 C　　D. 维生素 D
E. 维生素 E

12. 何大爷，71 岁，为其进行膳食指导，应少食哪类食物(　　)。
A. 豆类　　B. 牛奶
C. 蔬菜、水果　　D. 蛋类
E. 油炸食品

项目五

老年人常见慢性疾病的饮食调养

学习目标

1. 掌握老年人常见慢性疾病的膳食治疗原则。
2. 熟悉老年人常见慢性疾病的饮食治疗方案制订。
3. 了解老年人常见慢性疾病的食物选择。
4. 培养学生养成良好的团队合作意识，在实施老年人慢性疾病饮食调养时能够有耐心，灵活应变。

随着生活水平的提高，人们的膳食得到了相当的改善，可是肥胖症、高血压、糖尿病、冠心病等慢性疾病的发病率却呈上升趋势，目前营养学专家们一直认为：引发我国居民死亡的前三位疾病（心脑血管疾病、肿瘤、呼吸系统疾病）中的前两位与膳食结构不合理有明显关系，也就是说：心脑血管疾病、肿瘤、糖尿病等常见慢性病大多是吃出来的。越来越多的研究表明，营养不均衡是一些重要疾病的危险因素，如糖尿病、高血脂、高血压、动脉硬化、骨质疏松、慢性胃肠疾病等。控制和调整膳食因素是人类预防某些疾病、减缓疾病进程的有效措施。

任务一 肥胖症老年人的饮食调养

工作情境与任务

导入情景：

老张，男，67 岁，身高 175 cm，体重 85 kg，办公室人员。近一周时有头晕、头痛、全身乏力。在医院就诊，测量血压值为 165/98 mmHg，确诊为原发性高血压。同时测得空腹血糖 7.8 mmol/L，餐后血糖 11.6 mmol/L，在饮食评估中发现，老张平时饮食较为规律，不吃肥肉，不吸烟，但是有嗜酒的喜好，平时饮食口味较重。

工作任务：

请根据老张的饮食习惯、体格检查和疾病状况，为老张给予正确的饮食指导。

一、概 述

肥胖是指体内脂肪堆积过多和（或）分布异常以及体重过重的个体现象。在我国对于一般人群，体重超过理想体重的 20%或 BMI≥28 kg/m^2 即为肥胖（BMI 24 ~ 28 kg/m^2 为超重）；腰围男性>85 cm、女性>80 cm 为腹部脂肪蓄积，也可认定为腹部肥胖。一般人群的理想体重和 BMI 的计算公式如下：

$$\text{理想体重（kg）}=\text{身高（cm）}-105$$

$$\text{或}[\text{身高（cm）}-100]\times 0.9\text{（男性）}$$

$$\text{或}[\text{身高（cm）}-100]\times 0.85\text{（女性）}$$

$$\text{BMI}=\text{体重（kg）}/[\text{身高（m）}]^2$$

老年人的理想体重还没有明确的定义。考虑到老年人随着年龄的增长，体形变化、体重有所增加可能也是一种自然规律，而且近年来一些研究显示，老年人稍“胖”，死亡率反而低些。有专家提出，老年人的体重维持在“比健康范围稍高一点”的水平是最理想的状态。因此，老年人的体重标准和腰围切点可以在上述一般人群的基础上适当放宽。

但由于我国老年人肥胖症患病率高，肥胖症又与高血压、冠心病、糖尿病、血脂异常、脂肪肝等关系密切，是严重危害老年人身心健康和生活质量的常见病、多发病，而且我国老年人更常见的是腹型肥胖（中心性肥胖），相对于臀型肥胖（全身性肥胖），它与慢性病的发病关系更密切，因此我国老年人的肥胖问题要引起重视。

肥胖症是一种慢性代谢性疾病，进食过多，喜甜食或油腻食物导致能量摄入长期超过消耗所需，是导致肥胖症最主要的原因。生活方式的改变，如控制总进食量、长期坚持体力活动和运动锻炼有助于减轻体重，实现合理的减肥目标。

二、营养治疗

1. 控制能量

控制能量的摄入和增加能量的消耗是控制肥胖的根本。膳食中应当给予低热能食物，并增加体力活动，使体内过多的能量被消耗掉。每减 1 000 g 体内脂肪，饮食上要减少 32.2 MJ 能量的摄入。短期内不宜减少过多，热量的控制应当循序渐进，逐步降低。对成年肥胖者，每天减少能量 0.523 ~ 1.05 MJ，每月可减肥 0.5 ~ 1 kg；对中度、重度及以上肥胖者，每天减少能量 2.09 ~ 4.18 MJ，一周可减少 0.5 ~ 1 kg 的体重。但每天摄入的总能量不得低于 4.18 MJ，以防止过度饥饿等不适感。

2. 控制碳水化合物

碳水化合物每天摄入量不得低于 50 g，占总能量 40% ~ 55%为宜，过低会引发酮症，过高会影响蛋白质的摄入量。摄入的碳水化合物应以复合碳水化合物为主，如谷类。尽量少用或不用富含精制糖的食品，如甜点。主食一般控制在 150 ~ 250 g/d。应坚持食用含高膳食纤维的多糖膳食，对吸收快的单糖和双糖类食物应当少吃或不吃。增加膳食纤维的摄入量，每天供给量为 25 ~ 30 g。

3. 保证蛋白质的供应

肥胖患者在降低能量的同时，应当摄入充足的蛋白质，每天摄入量以每千克体重 1 ~ 1.5 g 为宜。中度以上肥胖者蛋白质的摄入量占总能量的 20% ~ 30%，其中至少有 50%为优质蛋白质，来自肉、蛋、奶和豆制品。在严格控制能量的情况下，蛋白质的过度摄入可引起肝、肾功能的损害，故摄入量不宜过高。

4. 严格限制脂肪的摄入

脂肪摄入量应占总能量的 20% ~ 25%，不宜超过 30%。尽量使用富含必需脂肪酸的植物油，烹调用油控制在 10 ~ 20 g/天，禁用饱和脂肪酸含量高的动物油，饮食中注意控制肉、蛋、全脂乳等动物性脂肪。膳食胆固醇的供给量也应控制在每天 300 mg 以下。

5. 供给充足的维生素和矿物质

注意合理的食物选择和搭配。新鲜蔬菜和水果是矿物质和维生素的重要来源，并且富含膳食纤维和水分，属低能量食物，有充饥作用，故应多选用。必要时可适量补充维生素和无机盐制剂，以防缺乏。因肥胖常伴高血压发生，为了减少水在体内的滞留，应限制食盐摄入量，不宜超过 5 g/d。

6. 选择合适的烹饪方法

食物宜以蒸、煮、炖、拌、卤等少油的烹调方法为主，减少煎、炸、烧、烤、熏等方法，以减少用油量。

7. 养成良好的饮食习惯

一日三餐要定时定量，不可某一餐过多或某一餐过少，晚餐不应吃得过多过饱。要少吃零食、甜食和含糖饮料。吃饭时，应细嚼慢咽，可延长用餐时间，即使食量少也可达到饱腹感。可先吃些低能量的蔬菜类食物，借以充饥，然后再吃主食。酒不利于脂肪和碳水化合物的代谢，应尽量少饮。

除饮食营养治疗之外，要达到理想的减肥效果，还应注意营养治疗与运动治疗相结合，要积极参加并坚持运动。营养治疗主要限制了能量的摄入，而提高运动量可增加能量的消耗。调节膳食减少能量摄入量和配合运动增加能量消耗，双管齐下是减肥的最佳方法。

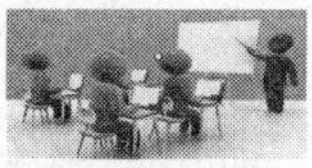

课堂讨论

敬老院高大爷，67 岁，身高 167 cm，体重 8 4kg，在生活当中行动吃力，在饮食选择上如何通过饮食改善症状？

三、食物选择

1. 宜用食物

谷类、各种瘦肉、鱼、豆类、奶类、蛋类均可选择，但应限量。为缓解减肥带来的饥饿感，可选用体积大、膳食纤维多、能量低的食物，如莴苣、白菜、豆芽、黄瓜、萝卜、海带等。

2. 忌（少）用食物

（1）富含饱和脂肪酸的各类食物，如肥肉、猪牛羊油、椰子油、油炸、油煎的食品。

（2）富含精制糖的各种糕点、饮料、零食和酒类。

任务二　糖尿病患者的饮食调养

一、概　述

糖尿病是一组因遗传因素和环境因素相互作用而导致的代谢性疾病，由于胰岛素分泌功能缺陷和（或）胰岛素生物作用障碍而导致的碳水化合物、脂肪、蛋白质等代谢紊乱，其主要特点是慢性高血糖。慢性高血糖常导致眼、神经、肾脏和心血管等组织器官的损害而出现一系列的并发症。此病是一种全身性、终身性、目前尚不能根治而仅能控制的疾病，并发症多，病残率、病死率仅次于癌症和心血管疾病，为危害人类健康的第三顽症，但若及早确诊，良好控制，患者的生活质量及寿命也可接近正常人。

糖尿病的综合治疗措施包括：营养治疗（饮食治疗、健康教育）、运动治疗、药物治疗（口服降糖药、注射胰岛素）、心理治疗、手术治疗（胰腺移植、基因治疗）和自我监测。其中，营养治疗是最基本的措施，无论采用上述哪一种方法都必须长期坚持营养治疗。部分轻型患者（空腹血糖≤11.1 mmol/L）单纯采用营养治疗即可。

二、饮食防治

膳食营养治疗的目标是通过饮食调控减轻胰岛 β 细胞的负荷，有利于 β 细胞功能的恢复，从而达到降低空腹及餐后血糖的目的，并纠正已发生的代谢紊乱，使体重及营养达到理想状况，改善机体健康水平，防治并发症。具体饮食防治原则包括以下几点：

1. 合理控制总能量

控制总能量摄入是糖尿病饮食治疗的首要原则。总能量的供给因人而异，要根据患者病情、血糖、尿糖、年龄、性别、身高、体重、活动量大小及有无并发症来确定。对于正常体重者，能量摄入以达到和维持理想体重或略低于理想体重为准。对于肥胖者，应减少能量摄入，使体重逐渐下降至正常标准值的±5%范围内。儿童、孕妇、乳母、营养不良及消瘦者，能量摄入量可适当增加 10%～20%。

体重是评价能量摄入量是否合适的基本指标，最好定期（每周 1 次）称体重，根据体重的变化及时调整能量供给量。肥胖者应逐渐减少能量摄入量，消瘦者应适当增加能量摄入量，以维持实际体重达到或略低于理想体重。

2. 保证碳水化合物的摄入，避免高糖食物

碳水化合物是能量的主要来源，其摄入量占总能量的合适比例为 50%～60%。在合理控制总能量的前提下，提高碳水化合物的摄入量可改善糖耐量，提高胰岛素敏感性。若碳水化合物供给量太少，易引起酮症酸中毒。但碳水化合物供给太多，会使血糖升高，增加胰腺负担。因此，一般糖尿病成年患者每天碳水化合物摄入量为 200～350 g，相当于主食 250～400 g。营养治疗开始时，应严格控制碳水化合物的摄入量，每天 200 g（相当于主食 250 g），经一段时间治疗后，如血糖下降、尿糖消失，可逐渐增加至 250～300 g（主食 300～400 g），并根据血糖、尿糖和用药情况随时加以调整，单纯膳食治疗病情控制不满意者应适当减量，对使用口服降糖药或用胰岛素者可适当放宽。

糖尿病患者的膳食对碳水化合物种类和质量有较严格的要求。通常把血糖指数（Glycemic Index，GI）作为选用食物的依据。GI 是指分别摄入某种食物与等量葡萄糖 2 h 后血清葡萄糖面积之比。一般而言，血糖指数越低的食物对血糖升高的影响越小，如单糖、双糖的血糖指数高，而淀粉类的多糖和膳食纤维血糖指数则较低。一般规律是粗粮的血糖指数低于细粮，复合糖类低于精制糖类，多种食物混合低于单一食物。故糖尿病治疗膳食宜选择消化吸收较慢、GI 较低的食物，如莜麦、燕麦、荞麦、玉米等。此外，应注意食物品种应尽量多样化，少用富含精制糖的甜点，如蜂蜜、蔗糖、麦芽糖等纯糖食品。必要时，为了改善食品的风味，可选用甜叶菊、木糖醇等甜味剂代替蔗糖。若食用水果，则应适当减少部分主食。

3. 控制脂肪和胆固醇摄入

糖尿病患者胰岛素分泌不足，体内脂肪分解加速，合成减弱，脂质代谢紊乱。若膳食脂肪摄入不当，易引发或加重高脂血症，进一步发展会导致血管病变，这是糖尿病常见的并发

症。因此，糖尿病患者必须限制膳食脂肪的摄入量，尤其应限制饱和脂肪酸的摄入量。一般建议脂肪的供给量占总能量的 20% ~ 25%，最高不超过 30%。其中饱和脂肪酸占总能量应少于 10%。因糖尿病患者机体抗氧化能力减弱，虽然多不饱和脂肪酸有降血脂和预防动脉粥样硬化的作用，但容易被氧化，因此也不宜摄入过多，摄入量不应超过总能量的 10%。单不饱和脂肪酸是糖尿病患者较为理想的脂肪来源，在橄榄油、茶籽油、花生油等坚果油中含量丰富，应当优先选择。

胆固醇摄入量应少于 300 mg/d，合并高脂血症者，最好低于 200 mg/d。糖尿病患者应避免进食富含胆固醇的食物，如动物的脑和肝、肾、肠等内脏，以及鱼子、蟹黄等。

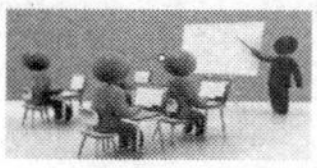

课堂讨论

王同学的爷爷患糖尿病五年有余，在饮食选择上如何通过饮食改善症状？

4. 适量的蛋白质

糖尿病患者由于糖异生作用增强，蛋白质消耗增加，机体易处于负氮平衡，因而要求保证蛋白质供给的足量，一般占总能量的 15% ~ 20%，并且保证至少 1/3 来自瘦肉、鱼、乳、蛋、豆制品等优质蛋白质食物来源，特别注意豆类食物的补充，有助于降低胆固醇。一般成年患者蛋白质摄入量可按 1.2 ~ 1.5 g/（kg · d）进行补充，对于肝肾功能正常的儿童、孕妇、乳母、营养不良的糖尿病患者，可供给 1.5 ~ 2.0 g/（kg · d）蛋白质，其供给量可高于总能量的 20%。合并肾脏病变者，应限制蛋白质摄入量，根据肾功能损害程度而定，一般为 0.5 ~ 0.8 g/（kg ·d）。

5. 充足的维生素和矿物质

由于糖尿病患者主食和水果摄入受限，并且体内物质代谢相对旺盛，故易发生维生素缺乏。因此，供给足够的维生素也是糖尿病患者营养治疗的原则之一。补充 B 族维生素（包括维生素 B_1、维生素 B_2、烟酸、维生素 B_6 等）可改善糖尿病患者的神经系统并发症；补充维生素 C 可防止微血管病变；供给足够的维生素 A 可以弥补患者难以将胡萝卜素转化为维生素 A 的缺陷；充足的维生素 E、维生素 C 和 β-胡萝卜素能加强患者体内已减弱的抗氧化能力，清除葡萄糖和糖基化蛋白自动氧化时产生的自由基。一般建议供给量：维生素 B_1，成年男子为 1.2 mg/d，成年女子为 0.9 mg/d；维生素 B2，成年男子为 1.8 mg/d，成年女子为 1.3 mg/天；维生素 C 成人为 80mg/d。

与糖尿病患者关系密切的矿物质有铬、锌、钙、磷、镁等。铬是葡萄糖耐量因子的组成成分，能增强胰岛素的生物学作用，还能抑制胆固醇的合成，因而供给适量的铬，既能预防和延缓糖尿病的发生，又能改善糖耐量，降低血糖、血脂水平，增强胰岛素的敏感性。锌与胰岛素的分泌活性有关。糖尿病患者的钙、磷易从尿液中大量流失，常继发骨质疏松，要适当补充。机体缺镁可致胰岛素抵抗，加速动脉粥样硬化，影响血脂，并且血镁低的糖尿病患者容易并发视网膜病变，适当补充镁，可使胰岛素分泌能力改善，防止视网膜病变的发生。锂能促进胰岛素的合成和分泌。因此，应保证矿物质的供给量满足机体的需要，适当增加钾、镁、钙、铬、锌等上述各种元素的供给。

糖尿病患者应限制钠盐摄入，低钠膳食有利于控制糖尿病的发展和降低血压、预防高血压、高脂血症、动脉硬化和肾功能不全等并发症。

6. 增加膳食纤维的摄入

膳食纤维在胃肠道中能延缓和减少碳水化合物吸收、增加食物体积、加快食物通过肠道、软化大便等，能较好地防治糖尿病，有效地改善糖代谢，降血压、降血脂和防止便秘等。其中，水溶性膳食纤维能吸水膨胀，吸附并延缓碳水化合物在消化道的吸收，减弱餐后血糖的急剧升高，有助于患者的血糖控制，同时还具有降血脂作用。非水溶性膳食纤维能促进肠蠕动，加快食物通过肠道，减少吸收，具有间接缓解餐后血糖和减肥的作用。但过多的膳食纤维会影响矿物质和维生素的吸收。临床上主张糖尿病患者膳食纤维，一天的摄入量为 20 ~ 35 g。

7. 限制饮酒

酒精是高热量食物，喝酒会导致能量摄入过多。酒精吸收快，但不能较长时间维持血糖水平。饮酒会造成糖负荷后的胰岛素分泌增加，对胰岛素、降糖药治疗的患者，易导致低血糖。所以，糖尿病患者最好不要饮酒，或者在血糖控制良好的前提下，少量饮用低度酒，同时还要避免空腹饮酒，并将酒精的能量（29.3 kJ/g）计入饮食总能量中。

8. 合理安排饮食制度

根据血糖、尿糖升高时间，以及用药时间和病情是否稳定等情况，并结合患者的饮食习惯合理分配餐次。为减轻胰岛负荷、控制血糖水平，糖尿病患者每天不得少于 3 餐，定时定量，一般按 1/5、2/5、2/5 或 1/3、1/3、1/3 能量比分配 3 餐食物。若某餐后血糖过高或某个时间易发生低血糖甚至出现酮症，就应增加餐次（4 ~ 6 餐或更多），加餐量应当从正餐中扣除 25 g 主食及一部分含蛋白质高的食物。加餐时间一般在 9:00、15:00 和晚间临睡前这 3 个时段。

三、食物选择

1. 宜选食物

（1）粗杂粮。如荞麦面、莜麦面、燕麦面、玉米等，其富含矿物质、维生素和膳食纤维，有助于改善葡萄糖耐量。

（2）大豆及其制品。大豆及其制品富含蛋白质和多不饱和脂肪酸，有降血脂作用。

（3）蔬菜。新鲜蔬菜富含维生素、膳食纤维及矿物质。

2. 忌（少）用食物

（1）精制糖。精制糖包括白糖、红糖、甜点心、蜜饯、雪糕、甜饮料等（当出现低血糖时例外）。

（2）高碳水化合物、低蛋白质的食物。如马铃薯、芋头、藕、山药等，食用时应减少主食摄入量。

（3）动物油脂。如猪油、牛油、奶油等，鱼油除外。

（4）水果。含糖高的水果应限量，如食用应相应减少主食摄入量。

（5）酒。酒是纯热能食物，长期饮酒会损害肝脏，易引起高甘油三酯血症，故少饮为宜。

任务三　血脂异常患者的饮食调养

一、概　述

血脂异常是指血液中脂质的量和质存在异常，包括胆固醇和（或）甘油三酯水平升高，和（或）高密度脂蛋白胆固醇水平降低。由于脂质在血浆中与蛋白质结合成脂蛋白，因此血脂异常实际上表现为脂蛋白异常。血脂异常在早期被称为高脂血症，因为当时研究发现血液中甘油三酯、总胆固醇和低密度脂蛋白胆固醇水平的升高与许多疾病密切相关。随着营养学和流行病学研究的深入，人们发现高密度脂蛋白胆固醇水平的降低也是心血管疾病的危险因子，血脂异常概念比高脂血症概念更能正确反映血脂代谢的紊乱，所以目前改称为血脂异常。

临床上血脂异常多与肥胖症、高血压、胰岛素抵抗和（或）糖耐量受损等相伴发生，一起被称作代谢综合征，在老年人身上很常见。血脂异常还增加了老年人动脉硬化、高血压、心肌梗死、冠心病、脑卒中的发病率和死亡率，严重危害老年人的健康。生活方式的干预，比如坚持低能量、低脂均衡饮食，有规律的体力活动和运动锻炼，适度减轻体重，是治疗血脂异常最重要的基本措施，对于降低动脉粥样硬化性心血管疾病，提升老年人的生活质量，帮助其延年益寿很有意义。

二、营养治疗

1. 控制脂类摄入

防治高脂血症，应当减少脂肪的摄入量，控制热量。血脂正常者，一天脂肪摄入量应当控制在总能量的25%。有肥胖、血脂异常及高血脂家族史者，一天脂肪摄入量应控制在总能量的20%以内。每天胆周醇摄入量不超过300 mg，动物内脏、鱼子、蛋黄等不能食用过量。烹饪油的摄入每天不应超过25 g，限制食用煎炸食物。

控制动物油脂的摄入，减少饱和脂肪酸摄入过多对心血管的伤害。提倡多吃海鱼，其含有的不饱和脂肪酸能降低血脂和血胆固醇，建议膳食中，饱和脂肪酸∶单不饱和脂肪酸∶多不饱和脂肪酸的比值为1∶1∶1。

2. 供给充足的蛋白质

保证蛋白质的足量供给，蛋白质应当选择来自牛奶、鸡蛋、瘦肉类、去皮禽类、鱼虾类及大豆、豆制品等食品。植物蛋白质的摄入量要在50%以上。

3. 适当减少碳水化合物的摄入，适当增加膳食纤维的摄入

由于碳水化合物可转变为甘油三酯，其摄入量应当适当减少，占总能量的55%～60%，以多糖为主，限制甜食、糕点、含糖饮料的摄入。每餐应吃七八分饱。

膳食纤维能降低血清胆固醇、低密度脂蛋白胆固醇，全天膳食纤维摄入量不应少于 30 g，因此应当多食粗粮，如小米、燕麦等。

4. 补充维生素、无机盐

多吃鲜果和蔬菜，它们含丰富的维生素 C、无机盐，能够降低甘油三酯，促进胆固醇的排泄。

5. 限制饮酒

酒精能抑制蛋白酶的活性，会促进内源性胆固醇和甘油三酯的合成，导致血脂升高。

6. 选择适宜的烹调方法

用蒸、煮、炖等烹调方法，坚持少盐饮食，食盐控制在 6 g/d 以下。

三、食物选择

1. 宜选食物

（1）各种粗粮。如玉米、土豆、芋头、高粱、红薯、燕麦、荞麦、黑米等；

（2）各种富含蛋白质的食物。如瘦猪肉、鸭肉、黄鱼、泥鳅、鳝鱼、虾、鸡蛋白、黄豆、豆浆、豆腐、低脂奶、酸奶等；

（3）各种蔬菜和菌类。如青菜、菠菜、白菜、芹菜、生菜、空心菜、甘蓝、苦瓜、丝瓜、冬瓜、茄子、竹笋、莴笋、芦笋、萝卜、西兰花、豆芽、香菇、鸡腿菇、黑木耳、银耳、竹荪、海带、山药、腐竹等；

（4）各种水果。如黄瓜、枣、山楂、西红柿、苹果、柚子、梨、李子、香蕉、石榴等；

（5）适当饮用各式茶水。如绿茶、乌龙茶、普洱茶、菊花茶、决明子茶、苦丁茶等。

2. 少选或忌选食物

（1）富含饱和脂肪酸的食物。如肥肉、猪油、猪皮、鸡皮、油渣、鸡油等；

（2）富含反式脂肪酸的食物。如奶油蛋糕、奶油面包、饼干、蛋黄派、巧克力派、油酥饼、方便面、甜甜圈、炸薯条、炸鸡翅、汉堡、南瓜饼、榴莲酥、奶茶、咖啡伴侣、爆米花、冰激凌等。膳食胆固醇虽然对血液胆固醇影响较小，但富含胆固醇的食物（如动物内脏、蛋黄、鱼子、蟹黄等）也应适量控制。

任务四　高血压患者的饮食调养

一、概　述

高血压是以体循环动脉压升高为主要临床表现的心血管综合征，是指未使用降压药的情况下收缩压≥140 mmHg 和（或）舒张压≥90 mmHg。我国流行病学调查显示 60 岁以上人群高血压患病率为 50%左右。老年人高血压常见的是单纯收缩期高血压，即舒张压正常，而收缩压升高，由于血压波动大，容易出现体位性低血压和餐后低血压。

长期高血压可促进动脉粥样硬化的形成和发展，损伤心、脑、肾等重要脏器的结构和功能，导致这些脏器的功能衰竭，是老年人冠心病、心力衰竭、脑卒中的主要病因。低盐、低脂、低能量的清淡饮食，有助于防治高血压，减少心脑血管事件的发生，改善老年人的生活质量。

知识链接

表 5–1 成人血压水平的定义及分类

分级	收缩压/mmmHg	备注	舒张压/mmmHg
正常血压	＜120	和	＜80
正常高值	120 ~ 139	和	80 ~ 89
高血压	≥140	或（和）	≥90
1 级高血压（轻度）	140 ~ 159	或（和）	90 ~ 99
2 级高血压（中度）	160 ~ 179	或（和）	100 ~ 109
3 级高血压（重度）	≥180	或（和）	≥110
单纯收缩期高血压	≥140	和	＜90

注：若病人收缩压与舒张压属于不同级别，则以较高的级别为准。

二、营养治疗

1. 控制能量摄入

限制能量摄入，控制体重，可使高血压的发生率降 28% ~ 40%。对于肥胖和超重的高血压患者，应控制总能量的摄入，使体重达到并维持在理想体重范围内。其中，对于轻度肥胖者应当限制能量摄入，增加体力活动，使体重每月下降 0.5 ~ 1 kg。中度以上的肥胖者应适当节食，每天以每千克理想体重供给 105 ~ 126 kJ 能量或更低为宜，并加强体育锻炼，使体重每周减轻 1 ~ 1.5 kg。

2. 限制脂类

高脂肪高胆固醇膳食容易导致动脉粥样硬化，过多脂肪和胆固醇的摄入不利于高血压的防治。脂肪供给应控制在 40 ~ 50 g/d，限制动物脂肪的摄入，膳食中可多采用植物油（椰子油除外）和鱼油，其所含的不饱和脂肪酸有益于心血管健康，可增加血管弹性，防止血管破裂。

长期食用高胆固醇食物，可形成高脂蛋白血症，加重高血压。因此，还要限制膳食胆固醇的量，控制在 300 mg/d 以内。

3. 适量蛋白质

蛋白质的代谢产物有升压的作用。因此，高血压患者蛋白质的摄入量不能过多，以每天1 g/kg蛋白质的量供给为宜，注意增加优质蛋白的摄入量。其中，植物性蛋白质占50%，建议每周吃2～3次鱼类蛋白质。

4. 限制钠盐

据调查显示，我国居民膳食每天食盐摄入量为8～15 g，远远超过身体的需要。根据我国居民膳食指南推荐，正常人群食盐摄入量每人每天应当小于6 g。对于高血压患者，限制膳食中的食盐摄入量（4～5 g/d），可使约1/3的轻度和中度高血压患者恢复正常，还能增强降压药的作用。除了食盐外，还要考虑钠的其他来源，如腌渍食品等也要限制摄入。

5. 补充钾、钙

钾盐具有利尿降压的作用，促进钠的排出，缓冲钠的有害影响。膳食中钾钠比至少应当为1∶1.5，含钾较多的食物有香蕉、海带、茄子等。

钙对心血管具有保护和降压的作用，含钙丰富的食品有乳类及制品，以及海产品等。

6. 选择多糖

摄入多糖及含膳食纤维丰富的食物，可促进肠道蠕动，促进胆固醇的排泄，有利于防治原发性高血压。少食用葡萄糖、蔗糖、果糖等单糖、双糖，可防止血脂上升。

7. 补充维生素C

大剂量维生素C可使胆固醇氧化为胆酸排出体外，从而改善心脏功能和血液循环。猕猴桃、橘子、大枣、西红柿、芹菜叶、油菜、小白菜等食物中均含有丰富的维生素C，多食用此类新鲜蔬菜和水果，有助于高血压病的防治。

8. 限制饮酒

酒精是高血压和脑卒中的主要危险因素，建议高血压患者限制饮酒，饮酒量应当控制在25 g/d，必要时完全戒酒。

三、食物选择

1. 适宜食物

（1）多选用降压、降脂的食物。具有降压作用的食物有芹菜、萝卜、西红柿、黄瓜、木耳、海带、香蕉等；具有降脂作用的食物有香菇、大蒜、洋葱、海鱼、绿豆等。另外，黑木耳、银耳、草菇、蘑菇、平菇等不仅营养丰富，味道鲜美，对防治高血压病也有较好的效果。

（2）摄入新鲜蔬菜和水果，如小白菜、青菜、柑橘、大枣、猕猴桃、苹果等。

（3）多食用富含钙、镁、钾等元素的食物。富含钙的食物，如乳类及其制品、豆类及其制品、鱼、虾等；富含镁的食物，如各种干豆、鲜豆、香菇、菠菜、桂圆等；富含钾的食物，如新鲜绿色叶菜、豆类和根茎类、香蕉、杏、梅等。

2. 禁忌食物

（1）限制所有过咸食物及腌制品、含钠高的食品。

（2）限制烟、酒及辛辣刺激性食品。

任务五　冠心病患者的饮食调养

一、概　述

冠状动脉粥样硬化性心脏病是指冠状动脉粥样硬化使血管腔狭窄或闭塞，导致心肌缺血缺氧或坏死而引起的心脏病，其和冠状动脉功能性改变（痉挛）所致者统称为冠状动脉性心脏病，简称冠心病也称缺血性心脏病。

冠心病是动脉粥样硬化导致器官病变的最常见类型，也是严重危害人类健康的常见病。本病多发于40岁以上成人，男性多于女性，经济发达国家发病率较高，近年来发病呈年轻化趋势，已成为威胁人类健康的主要疾病之一。高胆固醇血症、高血压、吸烟是引起冠心病的主要危险因素。

二、营养治疗

1. 限制能量摄入

以维持理想体重为宜，注意能量的适宜比例。高甘油三酯血症患者，碳水化合物应控制在55%左右。

2. 控制脂类摄入

冠心病的治疗膳食应是低脂膳食，脂肪摄入量限制在总能量的20%以下，以植物油为主。限制饱和脂肪酸，适当增加不饱和脂肪酸的摄入，P（多不饱和脂肪酸）：S（饱和脂肪酸）比值范围为（1～2）：1。胆固醇限制在300 mg/d以下。若患有高脂血症，胆固醇严格限制在200 mg/d以下。

3. 适量蛋白质

蛋白质的摄入量可占全天总能量的15%～20%，适当减少动物蛋白质摄入，增加植物蛋白质摄入，两者比例为1：1。可尽量选用鱼类、乳类、大豆类等优质蛋白质膳食。其中，大豆蛋白质既含有丰富的氨基酸，又含有较高的植物固醇，有利于胆酸排出，减少胆固醇的合成。大豆蛋白质含有的磷脂对胆固醇的转运有帮助作用。

4. 选用多糖类碳水化合物

碳水化合物的摄入量占总能量的60%～65%，减少蔗糖和果糖等单糖、双糖的摄入，适当增加膳食纤维的摄入量。

5. 供给充足的维生素和矿物质

作为平衡膳食必须满足维生素和矿物质的供给，应按正常需要量摄入。多选用粗粮、蔬菜和水果。

6. 限制钠的摄入量

高血压是冠心病的另一危险因素，而钠的摄入量与高血压密切相关，故对于防治冠心病的膳食也应限制钠的摄入，提倡每天食盐摄入量低于 6 g，并长期坚持。冠心病患者尤其是伴有高血压者，每天食盐的摄入量应控制在 3 ~ 5 g。

三、食物选择

1. 宜选食物

（1）富含优质植物蛋白的豆类及其制品。

（2）富含膳食纤维的粗粮，如玉米、小米、高粱等。

（3）富含维生素、矿物质及膳食纤维的新鲜蔬菜、水果。

（4）富含优质蛋白质及不饱和脂肪酸的深海鱼类。

（5）富含特殊成分，如有降脂、降压作用的海带、香菇、木耳、洋葱、大蒜等。

2. 忌用食物

（1）富含高脂的动物食物，如肥猪肉、肥羊肉、剁碎的肉馅。

（2）富含高胆固醇的食物，如动物内脏（肝、肾）、动物脑、鱼子、蟹类等。

（3）高热量高糖食物，如冰激凌、巧克力、甜点等。

（4）过咸的食物，如咸菜、榨菜、盐渍食物。

（5）刺激性食物，如辣椒、胡椒、芥末、浓茶、咖啡等。

任务六　骨质疏松症患者的饮食调养

一、概　述

骨质疏松症是一种系统性骨病，其特征是骨量下降和骨的微细结构破坏，表现为骨的脆性增加，主要症状有疼痛、身长缩短、骨折、呼吸功能下降。骨质疏松症分为原发性骨质疏松症和继发性骨质疏松症。原发性骨质疏松症是随着年龄的增长必然发生的一种生理性退行性病变，包括绝经后骨质疏松症和老年性骨质疏松症。继发性骨质疏松症常由疾病、药物等因素引起。

骨质疏松症女性患病率高于男性。由于其较高的患病率和严重的骨折后果，现已成为威胁我国老年人健康的重大社会问题。骨质疏松症除了与年龄、性别、激素有关，还与营养不良、体重偏瘦、钙和维生素 D 摄入不足、吸烟、酗酒、制动、跌倒、长期卧床、长期服用糖皮质激素、体力活动过少、光照减少等因素有关。营养干预是防治骨质疏松症的重要措施。

二、营养防治

1. 补充充足的钙

对于接受雌激素治疗的绝经期妇女，钙的供给量为 800 mg/d，没有使用雌激素的妇女和老人应达到 1 000 ~ 1 200 mg/d。钙来源最好的食物是奶及奶制品，钙含量丰富，而且吸收率高，每天应至少饮用250 mL牛奶，对于患有高脂血症的患者可选用脱脂奶。虾米及虾皮、芝麻酱、豆类、海藻类也是钙的良好来源。必要时可适量补充钙剂，但总钙摄入最不能超过可耐受最高摄入量2 000 mg/d，过量摄入有增加肾结石的危险性。

2. 适量的磷

磷的适宜供给量为700 mg/d，合适的钙磷比例有利于钙的利用和减慢骨钙丢失。磷的可耐受最高摄入量是3 000 mg/d。值得注意的是食物中普遍富含磷，一些食品在加工时添加多种含磷的添加剂。

3. 充足的维生素

维生素D能促进钙的吸收和利用，调节钙磷代谢，有利于防止骨质疏松的发生，推荐摄入量为10 μg/d。适量多晒太阳，可增加体内维生素D的合成。含维生素D较高的食物还有海鱼、动物肝、蛋黄、奶油等，应适量食用。

维生素A促进骨基质中胶原蛋白的合成，保证骨的正常生成和重建。

维生素C促进钙的吸收，增加骨钙储存，故应足量供给。必要时，可适当补充维生素制剂。

4. 适量的蛋白质

蛋白质可促进钙的吸收和储存，但过量也促进钙的排泄，故应适量供给，一般摄入量占总能量的15%为宜。其中的乳白蛋白、蛋类的白蛋白、骨中的骨白蛋白、核桃的核白蛋白都含胶原蛋白和弹性蛋白，是合成骨基质的重要原料，可选用。

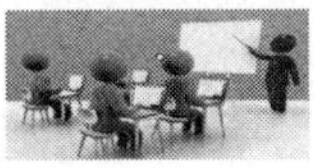

课堂讨论

78岁的赵爷爷患骨质疏松症，在饮食选择上如何通过饮食改善症状？在日常生活中如何预防骨质疏松的发生？

5. 合理烹调加工

谷类含有植酸，蔬菜富含草酸，它们与钙结合成不溶性钙盐会降低钙的吸收。因此，不要把含草酸较多菠菜、苋菜与含钙丰富的食品，如豆腐、牛奶同餐，防止草酸与钙结合成不溶性的钙盐而影响钙的吸收。在烹调上采取适当措施去除干扰钙吸收的因素，如55 °C环境下，加适量水浸泡大米后再洗，以增加大米中植酸酶的活性；在面粉、豆粉、玉米粉中加入发酵剂发酵一段时间，使植酸水解，增加钙游离；对含草酸高的蔬菜，先在沸水中焯一下，使部分草酸溶于水后再烹调。此外，牛奶加热应当避免温度过高，同时要不断搅拌，防止磷酸钙沉积于锅底而损失。

三、食物选择

1. 宜选食物

（1）富含钙和维生素D的食物，如奶、奶制品、虾皮、海带、豆类及其制品、沙丁鱼、蛙鱼、青鱼、鸡蛋等。

（2）各种主食，特别是发酵的谷类。

（3）各种水果和蔬菜（含草酸高的除外）。

（4）各种畜、禽、鱼肉类。

2. 忌（少）用食物

（1）含草酸高的菠菜、冬笋、茭白、洋葱头等，应先汆水后烹调。

（2）含磷高的肝脏和高磷酸盐添加剂的食品。

项目测试

【A1 型题】

1. 高胆固醇血症患者应选择的膳食种类（　　）。

A. 高蛋白膳食　　B. 低蛋白膳食

C. 高热能膳食　　D. 少盐膳食

E. 低胆固醇膳食

2. 糖尿病控制饮食的主要目的不是（　　）。

A. 纠正代谢紊乱　　B. 稳定血糖

C. 保护胰岛功能　　D. 预防慢性并发症

E. 控制血脂升高

3. 增加摄入量对冠心病有保护作用的是（　　）。

A. 膳食脂肪总量　　B. 饱和脂肪酸

C. 胆固醇　　D. 磷脂

E. 反式脂肪酸

4. 影响老年妇女骨质疏松最主要的原因是（　　）。

A. 缺锌　　B. 缺铁

C. 缺蛋白质　　D. 雌激素缺乏

E. 缺硒

5. 高脂血症与饮食因素的关系中，不正确的是（　　）。

A. 膳食总脂肪摄入量是影响血浆胆固醇水平的主要因素

B. 亚油酸、亚麻酸可升高血浆胆固醇和低密度脂蛋白的水平

C. 饱和脂肪酸可以显著升高血浆胆固醇和低密度脂蛋白的水平

D. 单不饱和脂肪酸有降低血浆胆固醇和低密度脂蛋白的水平的作用

E. 多不饱和脂肪酸可使血浆胆固醇和低密度脂蛋白的水平降

6. 高血压与营养素的关系叙述不正确的是（　　）。

A. 与钠盐摄入呈正相关　　B. 蛋白质是独立危险因素

C. 与膳食中镁呈负相关　　D. 与胆固醇、脂肪总量呈正相关

E. 酒精与血压的关系没有确切结论

7. 高血压饮食治疗不正确的是（　　）。
   A. 适量控制能量　　B. 适量控制食盐量
   C. 降低脂肪和胆固醇摄入　　D. 防治肥胖
   E. 利尿排钾
8. 安排高血压患者饮食，错误的是（　　）。
   A. 限制食盐，适当补钾　　B. 控制热量
   C. 限制钙的摄入　　D. 限酒
   E. 限制精制糖的摄入
9. 高血压饮食禁忌食品是（　　）。
   A. 腌制品、浓茶、咖啡　　B. 牛奶、鱼、虾
   C. 豆制品　　D. 芹菜、胡萝卜
   E. 银耳、木耳
10. 原发性骨质疏松症患者补充矿物质最为合理的是（　　）。
    A. 只补充钙
    B. 补钙同时补充锌和铜
    C. 应补钙剂至少 2000 mg/d
    D. 随着年龄的增长钙磷吸收下降，因此应补充等量的钙磷
    E. 大部分食品都含有较高的氟，因此饮食补氟即可
11. 原发性骨质疏松症患者可补充的有机钙剂为（　　）。
    A. 氯化钙　　B. 碳酸钙
    C. 乳酸钙　　D. 活性钙
    E. 氧化钙
12. 最适宜原发性骨质疏松症患者补充锌的食物为（　　）。
    A. 牡蛎　　B. 蘑菇
    C. 南瓜　　D. 西瓜
    E. 辣椒
13. 易出现低血糖的糖尿病患者适宜的餐次为（　　）。
    A. 1　　B. 2
    C. 3　　D. 4
    E. 5
14. 适宜糖尿病患者经常食用，并可补充 B 族维生素的食物为（　　）。
    A. 奶油　　B. 干豆
    C. 蘑菇　　D. 白酒
    E. 西瓜

项目六

老年人饮食佳品——粥

学习目标

1. 掌握熬粥的技巧方法。

2. 熟悉适合老年人食用粥品的食材搭配。

3. 了解不同粥品的适用老年人群。

4. 培养学生养成勤俭节约、讲究卫生的好习惯，在实施老年人粥品应用时能够有耐心，因人而异，“对症施粥”。

在日常饮食中，既普遍而又经济的主食莫过于粥了，古今中外又能有几种食物，可以像粥那样始终随着人类的生老病死而成为每个家庭中都难以缺少的食品。食粥是传统的养生之道，粥在传统营养学上占有重要位置。

任务一　概　论

工作情境与任务

导入情景：

李大爷，68岁，慢性萎缩性胃炎，多颗牙齿脱落。在老人院里，情绪低落，不善言谈，食欲欠佳，体重持续下降。

工作任务：

请根据李大爷的具体情况、为李大爷给予正确的饮食指导。

粥是一种以大米、小米、大麦、小麦等富含淀粉的五谷杂粮，加水经慢火熬制而成的半流质食品。五谷杂粮营养丰富，含有蛋白质、脂肪、碳水化合物、维生素和矿物质等营养成分，经慢火煮熬成粥后，香糯滑软，清淡适口，很容易被人体消化吸收，是一种理想而方便的营养食品。

粥含有大量的水分，容易消化，平日多喝稀粥，除能果腹止饥之外，还能为身体补充水分，有效防止便秘；食粥能调整肠胃，肠胃功能较弱或溃疡患者，平日应少量多餐、细嚼慢咽，可喝稀粥来调养肠胃；食粥可以预防感冒，天冷时，清早起床喝上一碗热粥，可增加身体御寒能力，预防受寒感冒；食粥可以防止喉咙干渴，对于喉咙不适、发炎疼痛的人，温热的粥水能滋润其喉咙，有效缓解不适感。

喝粥可延年益寿。五谷杂粮熬煮成粥，含有丰富的营养素与膳食纤维，牙齿松动的老年人，多喝粥可促进营养吸收。粥更是保健养生的上佳良方，俗话说“老人吃粥，多寿多福。”我国著名教育家马寅初先生的长寿秘诀，就是每天早晨必食燕麦粥。许多粥品还能够起到预防老年病的作用，比如黑米粥，曾受到汉武帝刘彻的高度评价，并将它列为御贡，此后历代皇帝都效法享用。老年人常食此粥，可驻颜、防老、延年益寿；枸杞粥久服，可坚筋骨、轻身不老。

粥膳虽是滋补之物，却并非多多益善。服用粥膳也要把握好尺度，一定要掌握食用粥膳的宜忌，方可补益身体，达到养生的目的。

任务二　教您熬制可口的粥

一、选择上等食材

煮粥的米，以新米为好。应该用生米煮粥，因为米用来煮饭时所加水较少，淀粉糊化程度不如水分多的粥，所以利用白饭再煮成粥，汤汁的浓度不如生米煮成的粥，美味自然也会打折扣。粥要煮得好吃，浓稠绵糊的口感是关键之一。粳米与圆糯米含有比籼米更多的淀粉，比较容易糊化而产生浓稠口感，所以煮粥用粳米及圆糯米会更美味。此外，还有小米、玉米碎、栗子、白薯、红枣、菱角、山药、藕、红豆、芸豆、银耳、花生、瓜子、蜜枣、葡萄干、莲子、百合、杏仁、龙眼肉、核桃仁、松仁等，都必须选取新鲜佳品。

二、选对调味品

粥的调味品一般有红糖、白糖、冰糖、蜂蜜、生姜、葱白、盐等。在选用时，既要适于食用者的口味，更要适合粥的性质。如红糖性温，具有益气、暖中、化食之功，并能缓解疼痛；熬清粥时加少许盐，口感会更显鲜甜。善用新鲜的配料，也可以为美味加分。粥品都要经过久熬，才能显出其美味，但食物在熬煮过程中，难免会失去鲜甜味，用香菜、芹菜等可以生食的配料，起锅前拌入，能散发出浓郁的香气，为粥品的美味加分。

三、原料煮前应浸泡

煮粥的米既可以先用清水泡 3 ~ 5 h 再下锅，也可以将米淘洗干净直接下锅。前者可缩短熬粥的时间，但美中不足的是容易导致营养成分流失。煮粥时，若加入豆子，一定要提前用水浸泡，否则很难煮烂；也可先煮豆子，其间兑入几次凉水，然后再放米煮粥，味道会更好。

四、煮粥要控制好火候

煮粥的火候有大火、小火之别，要注意掌握。火候不到则气味不出，太过则气味减。一般应先将水煮沸，然后下米，用旺火煮沸后改用小火慢熬，让粥汤小滚至熟。粥美味黏稠的口感，来自谷类里淀粉质的糊化程度，淀粉在 60 °C 以上才会开始糊化，所以煮粥时要注意持续加热至足够温度，才能熬煮出经典美味。

五、煮粥不外溢的妙招

煮粥时，只要往锅里滴几滴香油，开锅后用中小火煮，粥就不会外溢了。

在煮粥的锅上加一层金属笼屉后再加盖，开锅后米汤也不会溢出来。因为米汤升温沸腾上涌时；遇到温度较低的笼屉及上方较冷的空气，便会自行回落。

煮粥时，先淘好米，待锅半开时再下米，即可防止米汤外溢。

六、老年人推荐粥品

1. 五谷糙米粥

配方：糙米 30 g，黑豆、红豆、黄豆、绿豆各 10 g。

知识链接

腊八粥的由来与传说

腊月初八，我国人民有吃腊八粥的习俗。据说腊八粥传自印度。佛教的创始者释迦牟尼本是古印度北部迦毗罗卫国（今尼泊尔境内）净饭王的儿子，他见众生受生老病死等痛苦折磨，又不满当时婆罗门的神权统治，舍弃王位，出家修行。初无收获，后经六年苦行，于腊月初八，在菩提树下悟道成佛。在这六年苦行中，每日仅食一麻一米。后人不忘他所受的苦难，于每年腊月初八吃粥以做纪念。"腊八"就成了"佛祖成道纪念日"。腊八粥在古时是用红小豆、糯米煮成，后来材料逐渐增多。南宋人周密著《武林旧事》说："用胡桃、松子、乳蕈、柿蕈、柿栗之类做粥，谓之'腊八粥'"。至今我国江南、东北、西北广大地区人民仍保留着吃腊八粥的习俗，广东地区已不多见。所用材料各有不同，多用糯米、红豆、枣子、栗子、花生、白果、莲子、百合等煮成甜粥；也有加入桂圆、龙眼肉、蜜饯等同煮的。冬季吃一碗热气腾腾的腊八粥，既可口又有营养，确实能增福增寿。

制作程序：

（1）将粮、豆洗净，将所有食材用冷水浸泡 2 ~ 3 h，沥水。

（2）锅内加水约 1 500 mL，将所有食材加入，用旺火烧开，小火煮熟烂后，加白糖调味，焖 5 min 左右即可。

功效：清理肠胃、通便、降血压。

2. 枸杞粥

配方：枸杞子 60 g，粳米 100 g。

制作程序：

（1）将枸杞子洗干净。

（2）粳米淘净下锅。

（3）煮至半熟时加枸杞子煮熟即可。

功效：补肝肾，明目，常食增强体质、防病延年。

3. 茴香菜粥

配方：粳米、茴香菜各 100 g，盐 1.5 g

制作程序：

（1）茴香菜摘洗净，切细，粳米洗净。

（2）锅内加水约 1 000 mL，将粳米放入，熬至将熟时加入茴香菜、盐，再煮至菜熟粥稠时即可食用。

功效：清热解毒，消胀满，化积滞，可治食积、腹胀、肠炎。

4. 荞麦粥

配方：荞麦粉 150 g、盐 1.5 g。

制作程序：

（1）将荞麦粉放碗内，用温水调成稀糊。

（2）锅内加约 1 000 mL 冷水烧沸，缓缓倒入荞麦粉，搅匀，旺火烧沸，转小火熬煮。

（3）见粥成时下入盐调味，稍焖片刻，即可食用。

功效：促进肠蠕动，增进食欲，帮助消化。

5. 芝麻黑豆粥

配方：粳米 100 g，黑芝麻 25 g，黑豆 30 g，白糖 15 g。

制作程序：

（1）黑豆、粳米分别洗净，黑豆用冷水浸泡 3 h，粳米泡 30 min，捞起沥干水分，黑芝麻洗净打碎。

（2）锅中加约 2 000 mL 冷水，将黑豆、粳米放入，旺火烧沸，转小火熬煮，待米烂豆熟时，加入黑芝麻粉，白糖调味，稍焖片刻，即可盛起食用。

功效：补养肝肾，生血益气，滋润乌发，延年益寿。

6. 松子粥

配方：松子仁 50 g，粳米 50 g，蜂蜜适量。

制作程序：

（1）将粳米淘洗干净，沥干。

（2）松子仁洗净，沥干，研碎。

（3）将松子仁与粳米同放入锅中，加适量冷水同煮，待煮至米烂粥稠后冲入适量蜂蜜即可食用。

功效：补虚、养液、润肺、滑肠。是用于辅助治疗中老年人及体弱早衰、肺燥咳嗽咳血、慢性便秘等症。

7. 小麦米粥

配方：小麦 100 g，粳米 30 g，白糖、桂花糖各适量。

制作程序：

（1）小麦用清水淘洗干净，再用水泡 1 h。

（2）粳米淘洗干净，用水泡 1 h。

（3）将浸泡好的小麦和粳米一同放入锅中，加适量水，熬煮至米烂粥稠时，加入白糖、桂花糖调味即可食用。

功效：适用于心悸失眠、老年人小便淋涩等症。

8. 南瓜小米粥

配方：小米 100 g，南瓜 250 g，小葱 10 g，盐少许，食用油 10 g。

制作程序：

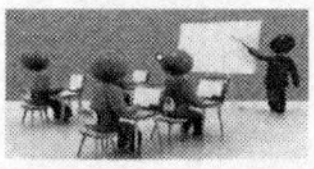

课堂讨论

很多同学曾经喝过“银鹭”八宝粥，或者“娃哈哈”八宝粥，口味如何？讨论各类粥品的食材组成及功用？

（1）小米淘洗干净，沥水。

（2）南瓜洗净，去瓤，切成麻将大小的块，小葱洗净，切碎。

（3）炒锅置火上，放油烧至七成热时，下葱花炸香，倒入南瓜块煸炒约 2 min，盛出待用。

（4）汤锅置火上，放入清水烧开，下入小米，再下入南瓜块，以旺火烧开，改用小火煮至米烂瓜酥、汤汁黏稠，调入盐即可食用。

功效：养胃、生精、止咳，适用于糖尿病、肠胃虚弱、慢性胃炎等症。

能力检测

1. 根据教材中列举的食材内容，到综合超市食品专柜认识粥品所需食材，熟悉食材功效。
2. 在老年护理实训基地，学习为老人熬制粥品。

项目七

食疗、食补与药膳

学习目标

1. 掌握食疗、食补及药膳基本概念与基本要求。
2. 熟悉食疗药膳调理作用、滋养作用、保健作用的主要机理和保健原则。
3. 了解中国食疗、食补及药膳发展、理念、特点。
4. 培养学生养成勤思善悟的好习惯，在实施老年人饮食调养中学会运用中医基础知识，食物性原料，药物性原料，针对不同体质人群配制疾病药膳。

利用食物治病称为食疗，食补即补体之虚。食疗与食补为两个称谓，一个目的。两者都是按照中医传统理论，调整饮食规律，注意饮食宜忌，合理地摄取食物，以达到增进健康、益寿延年的目的。

任务一　概　述

工作情境与任务

导入情景：

张奶奶，65 岁，风湿性关节炎多年，常诉膝关节屈伸不利、疼痛不适，遇天阴下雨疼痛更甚。在老人院里，情绪低落，愁眉不展，不爱活动，常常唉声叹气。

工作任务：

请根据张奶奶的具体情况，为张奶奶给予正确的饮食指导。

食疗在我国有着悠久的历史，自古就有“医食同源”“药食同宗”之说。《礼含文嘉》记载“燧人氏钻木取火，炮生为熟，令人无腹疾，有异于禽兽”。可以说有人类就开始有了食疗。

一、食疗、食补与药膳的基本概念

1. 食　疗

食物疗法，又称饮食疗法，简称食疗。唐代名医孙思邈曾说过：“凡是治病，应先食疗，如食疗不愈，然后命药”，精辟地论述了食疗是行之有效的治病方法之一。俗话说：“药补不如食补”“凡病三分治七分养”，这也说明食疗是防病、治病的一种好办法。食物疗法在历代食疗专著中已经有了精辟的论述。

2. 食　补

食补是指利用食物的营养功效并结合自己身体情况，通过进补膳食来增强机体抵抗力及免疫力，以达到一个健康的体魄，从而延年益寿、强身健体的疗效。它是通过调整平常饮食种类和进食方法等，以求维护健康或治疗疾病的一种进食方法。

《黄帝内经》说：“寒者热之，热者寒之”。中医认为，凡是能够治疗热症的药物，大多属于寒性或凉性；反之，能够治疗寒症的药物，大多是温性或热性。同样的道理，凡是热性或温性的饮食物，适宜寒症或阳气不足之人服用；凡寒性或凉性食品，只适宜热症或阳气旺盛者服用。推理可知：寒症的人或阳气不足者，忌吃寒凉性食品；热症或阴虚之人，忌吃温热性食品。

寒与凉，温与热，是区别其程度的差异，温次于热，凉次于寒。温热性的食品多具有温补散寒壮阳的作用，寒凉性的食品一般具有清热泻火、滋阴生津的功效。另外，比较中性的食品，中医称为平性，是指性质比较平和的饮食物，不热不凉。

食物有热性，有凉性，有平性。每个人的体质不一样，有的爱上火，当然应该多吃凉性的，爱怕冷的阳虚的人当然应该多吃热性的，至于平性的，那当然是什么人都可以吃的（图 7-1）。

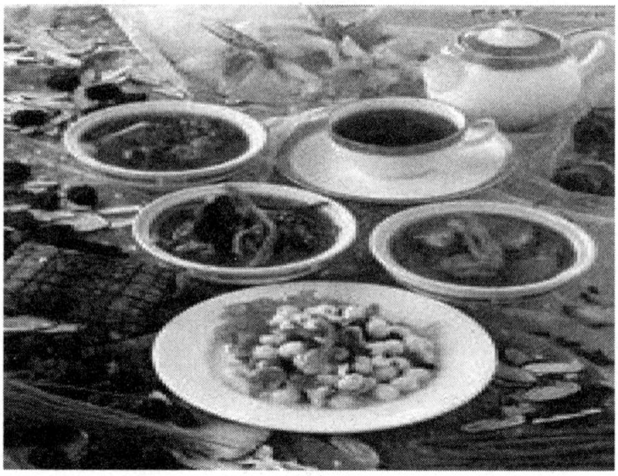

图 7-1　食补举例

知识链接

中医食疗的起源及发展

我国早在西周时代已有“食医”的分科。《周礼·天宫篇》还有食医、疾医、疡医、兽医的记载。他们把食医列为四医之首，专为帝王配膳。秦代以后，历代皇宫都设有专营食疗的太医。《黄帝内经》就有关于食疗的记载：“凡欲诊病，必问饮食居处”。“治病必求于本”。“药以祛之，食以随之”；并提出了膳食配伍治疗原则：“毒药攻邪，五谷为养，五果为助，五畜为益，五菜为充，气味合而服之，以补精益气”。“肝色青，宜食甘，粳米、牛肉、枣、葵皆甘。心色赤，宜食酸，小豆、犬肉、李、韭皆酸。肺色白，宜食苦，麦、羊肉、杏、薤皆苦。脾色黄，宜食咸，大豆、豚肉、栗、藿皆咸。肾色黑，宜食辛，黄黎、鸡肉、桃、葱皆辛”。

3. 药　膳

药膳发源于我国传统的饮食和中医食疗文化（图 7-2）。它是在中医学、烹饪学和营养学理论指导下，严格按药膳配方，将中药与某些具有药用价值的食物相配，采用我国独特的饮食烹调技术和现代科学方法制作而成的具有一定色、香、味、形的美味食品（简言之，药膳即药材与食材相配而做成的美食）。它是中国传统的医学知识与烹调经验相结合的产物。它“寓医于食”，既将药物作为食物，又将食物赋以药用，药借食力，食助药威，二者相辅相成，相得益彰；既具有较高的营养价值，又可防病治病、保健强身、延年益寿。

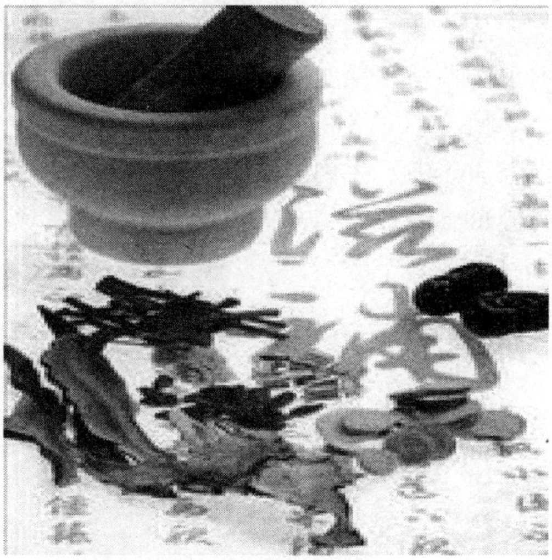

图 7-2 药膳举例

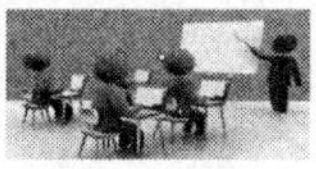

课堂讨论

在传统食物疗法的基础上，以中医药理论为指导，将某些具有防癌、抗癌作用的食物与某些中药相配伍，并采用独特的饮食烹调技术，制作出具有一定色、香、味、形的食品，应用于肿瘤临床，因而形成了具有中医特色的抗癌食物疗法。查阅并讨论在日常生活中如何通过用食疗法预防癌症的发生？

二、食补种类

（一）温热性食物

1. 常见食物及功效

龙眼肉：补心安神，养血益脾。

荔枝：甘温养血，益人颜色。

饴糖：补中缓急，润肺止咳。

扁豆：健脾养胃，化湿解暑。

山楂：消食健胃，活血化瘀。

胡桃：补肾助阳，敛肺止喘。

2. 食物品种分类

谷食类：面、蚕豆、豆油、酒、醋。

蔬菜类：生姜、大蒜、大葱、韭、胡荽菜、芥子、胡萝卜、薤白。

果品类：李、橄榄、木瓜、乌梅、粟、葡萄、大枣。

食糖类：蜂蜜、白糖、砂糖。

肉类：鸡肉、雉肉、狗肉、羊肉、牛肉、鹿肉、猫肉。

鳞介类：鲫鱼、鲥鱼、鲤鱼、海虾、鳝鱼、鲢鱼、胖头鱼、鲩鱼、泥鳅、鲍鱼。

（二）寒凉性食物

1. 常见食物及功效

绿豆：清热解毒，消暑除烦。

荸荠：化痰消积，清热生津。

菊花：清肝明目，疏风散热。

梨：生食清热止渴，熟食滋阴润燥。

西瓜：清热止渴，消暑利尿。

2. 食物品种分类

谷食类：小米、荞麦、豆腐、豆豉、豆浆。

瓜菜类：苋菜、油菜、白菜、黄瓜、甜瓜、竹笋、芋头、茄子、丝瓜、冬瓜、蘑菇。

果品类：菱、藕、甘蔗、白果、柿饼。

肉类：兔肉、麋肉、鸭肉。

鳞介类：黑鱼、鳗鱼、田鸡、螃蟹、鳖、龟、蛤子、牡蛎等。

（三）平性食物

1. 常见食物及功效

莲子：养心安神，益肾固涩，健脾止泻。

黑芝麻：滋养肝肾，润燥通便。

山药：补脾胃，益肺肾。

2. 食物品种分类

谷食类：小麦、糯米、粳米、黑豆、黄豆、豌豆、豇豆。

瓜菜类：葫芦、南瓜。

果品类：枇杷、青梅、花生。

肉类：猪肉、雁肉、凫、鹅肉、鸽肉、燕窝。

鳞介类：银鱼、乌贼、鲨鱼、青鱼、鳜鱼。

此外，雄鸡、鲤鱼、虾、蟹、带鱼、狗肉、猪头肉、牛羊肉以及蔬菜中的蘑菇、黄花、香椿、南瓜、芫荽等对于有过敏性疾病、感染性疾病、高血压病、冠心病、动脉硬化性疾病等不宜食用或不宜过多食用。

知识链接

食补原则

祖国医学认为中国人体质可以分为 9 种。除平和体质属于健康体质外，根据临床上的症候表现、脉象、舌苔，其他 8 种体质都属于不健康体质：阴虚体质、阳虚体质、气虚体质、血虚体质、阳盛体质、血瘀体质、痰湿体质、气郁体质。因人食补就是根据个人的体质通过食疗来纠正个人体质出现的阴阳失衡或偏性。例如：老年人脏腑功能减退，从中医的理论而言，主要是阴阳平衡失调。因此食补也要根据人体阴阳偏胜偏衰的情况，有针对性地调补，以调整脏腑功能的平衡。如热体、热病宜多食寒凉性食物；寒体、寒病，就要多食温热性食物。只有这样的食补才能相“宜”，才能达到预期的效果。还要根据一年四季季节的变化对人体气血的影响规律来进补的原则。具体原则有“春夏养阳、秋冬养阴”。人生活的地域六气（风、寒、暑、湿、燥、火）等自然界的变化决定进补的原则。

任务二　中医食疗的理论基础

一、天人相应整体营养观

中医认为，人处在天地之间，作为自然界的一部分，与自然界具有相通相应的关系。早在两千年前，古代中医学家就认识到饮食的性质对机体的生理和病理方面的影响。在整体营养观的指导下，运用食物来达到补虚、泻实，调整阴阳的目的。

自古以来，以养生益寿、防治疾病为目的的，古代道、佛、儒、医、武各家学说，无不用人体内部与自然界协调统一的理论来阐述人体的生、老、病、死规律，同时也无不应用天人相应的法则来指导饮食起居，既要注意全面膳食“合而服之”，同时又主张因时、因地、因人、因病之不同，饮食内容也应有所变化，做到“审因用膳”和“辨证用膳”。

二、调理阴阳营养观

分析历代食养与食疗著作不难看出，掌握阴阳变化规律，围绕调理阴阳进行食疗活动，使机体保持“阴平阳秘”，乃是传统营养学理论核心所在。正如《素问·至真要大论》所说：“谨察明阳之所在，以平为期”。中医理论认为，机体发生疾病，究其原因，皆由于阴阳失调之故。因此，饮食养生、治疗与康复手段，和药物疗法、针灸、气功、按摩、导引等一样，都将调理阴阳作为基本原则。《素问·骨空论》说："调其阴阳，不足则补，有余则泻"。

对饮食的宜与忌，中医也是从阴阳平衡方面作为出发点的，有利于阴平阳秘则为宜，反之为忌。例如痰湿质人应忌食油腻；木火质人应忌食辛辣；对阴不足阳有余的老年人，则应忌食大热峻补之品；对某些患者，如皮肤病、哮喘患者应忌食虾鱼等海产品发物；对胃寒患者忌食生冷食物等。总之，体现"虚则补之""实则泻之""寒者热之""热者寒之"的原则。

另外，在食物搭配和饮食调剂制备方面，中医也是注重调和阴阳的，使所用膳食无偏寒、偏热、偏升、偏降等缺陷。例如烹调鱼、虾、蟹等寒性食物时总要配以姜葱酒醋类温性的调料，以防止性偏寒凉，食后有损脾胃之弊。又如食用韭菜助阳类菜类常配以蛋类滋阴之品，也是为了达到阴阳互补之目的。

三、食药一体营养观

中医使用食物或（和）药物来进行营养保健，或治疗康复的情况是极其普遍的。食与药同用，主要基于食物和药物的应用皆由同一理论指导，也就是食药同理。正如金代《寿亲养老书》所说："水陆之物为饮食者不下千百品，其五气五味冷热补泻之性，亦皆属于阴阳五行，与药无殊……人若知其食性，调而用之，则倍胜于药也……善治药者不如善治食。"数千年来，在中医药发展过程中，食药同路，食药同理，食药同用已经成为常见的现实，成为中医饮食营养学的一大特点。

中药和食物，某些属性，特别是补益或调整人体的阴阳气血之功能本来相通，有着水乳交融，密不可分的关系。从众多的本草、方剂典籍中不难发现食药同用的例证，如乌鸡、羊肉、驴皮、猪肤、鸟卵、葱、姜、枣等皆有补益阴阳气血之用，或调补胃气之功，与药同用取到相得益彰的作用。而大量食谱、菜谱、茶谱中也有不少药物，如枸杞、淮山药、黄芪、当归、肉桂等等，从而提高食品保健强身和防治疾病的功效。

四、辨证论治与辨证施膳

辩证施膳就是中医的辨证论治在药膳中的具体应用。"证"是施膳的前提，"施膳"以"证"为依据，证同治同，证异治异。

1. 因证施膳

（1）心症状：心气虚，心阳虚，心血虚，心阴虚，心火上炎。

药膳：莲子龙眼汤，参杞羊头汤，当归猪心汤，心枣汤，灌藕汤。

（2）肝症状：肝血不足，肝火上炎，肝气郁结，肝阳上亢。

药膳：红杞田七鸡，菊花粥，金橘饮，菊楂决明饮。

（3）脾症状：脾气虚，脾气下陷，脾不统，血脾阳虚，寒湿困脾，脾胃湿热。

药膳：山药茯苓粥，黄芪蒸鸡，归脾鸡汤，壮阳狗肉汤，砂仁粥，茅根饮。

（4）肺症状：肺气虚，肺阴虚，风寒束肺，风热犯肺，燥热伤肺。

药膳：百合冰糖饮，百合蜂糖饮，姜糖饮，丝瓜花蜜饮，饴糖豆浆。

（5）肾症状：肾阳虚，肾阴虚，肾不纳气，肾气不固。

药膳：雀卵虾仁汤，女贞鳖肉汤，核桃五味炖蜜糖，羊脊粥。

2. 因时施膳

人体是一个统一的有机整体，自然与人之间保持动态平衡，这一平衡一旦失调就会发生疾病。人的生理功能随着四季气候的变化而有所改变，食疗也必须考虑到这一点，根据天时的变化而作出相应的改变。例如：春天，适宜升补，首乌肝片、人参米肚。夏天，适宜清补，清暑益气汤、健脾抄手、银花露。长夏，适宜淡补，雪花鸡汤、苡仁肘子。秋天，适宜平补，参麦团鱼、二仁全鸭。冬天，适宜温补，双鞭壮阳汤、附子羊肉汤。

3. 因地施膳

我国地域广阔，各地的自然条件。人文情况均不一样，因而人们的饮食习惯、体质以至所患疾病亦各有异。食疗中，也必须注意到地域的不同，相应地采取不同的手段。不同地域所产的饮料食品也有各异。例如：普通的食品——粳米，《本草纲目》中就指出“北粳凉，南粳温，……”。说明当时已充分认识到不同地域生产的食品，可以对不同地域人体产生不同的作用。总之，在选择应用食品时，必须充分考虑到其产地的不同，注意到由于产地的互异对食物性味的影响等多方面的问题。

4. 因人施膳

不同人体的素质禀赋、体质强弱、性格类型各不相同，即使在同一个人，在不同的时候，其体质及气血盛衰也有所变化。进行食疗时，必须充分考虑到这些的情况，采取最适宜的食疗方案。不同性别、不同年龄的人，其饮食宜忌有所不同；不同形体的人，其饮食宜忌也有差异。例如体胖的人多痰湿，适宜多食清淡化痰的食物；体瘦的人多阴虚，血亏津少，所以宜多吃滋阴生津的食物。此外在妊娠、哺乳等特殊生理情况下，也有不同的饮食宜忌。

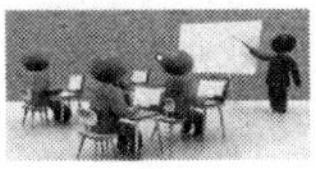

课堂讨论

辨证施膳是中医的辨证论治在药膳中的具体应用。讨论在日常生活中如何辩证施膳？

任务三　食疗的原则与药食两用食物

一、食疗的原则

辨证施治是中医治疗疾病的指导原则，即在临床治疗时要根据病情的寒热虚实，结合患者的体质予以相应的治疗。只有在正确辨证的基础上进行选食配膳，才能达到预期的效果。否则，不仅于病无益，反而会加重病情。

中医认为，临床病征不外虚证、实证、寒证、热证。如神疲气短，倦怠懒言，舌质淡，脉虚无力等为虚证；形体壮实，脘腹胀满，大便秘结，舌质红，苔厚苍老，脉实有力等为实证；怕冷喜暖，手足不温，舌淡苔白，脉迟等为寒证；口渴喜冷，身热出汗，舌红苔黄，脉数等为热证。根据中医"虚者补之""实者泻之""热者寒之""寒者热之"的治疗原则，虚证患者以其阴阳气血不同之虚，分别给予滋阴、补阳、益气、补血的食疗食品治之；实证患者应根据不同实证的征候，给予各种不同的祛除实邪的食疗食品，如清热化痰、活血化瘀、攻逐水邪等；寒性病征，给予温热性质的食疗食品治之；热性病征，给予寒凉性质的食疗食品治之。

在辨证施膳的时候，还必须考虑个人的体质特点。例如形体肥胖之人多痰湿，宜多吃清淡化痰的食品；形体消瘦之人多阴虚，血亏津少，宜多吃滋阴生津的食品。春季万物始动、阳气发越，此时要少吃肥腻、辛辣之物，以免助阳外泄，应多食清淡之菜蔬、豆类及豆制品；夏季炎热多雨，宜吃些甘寒、清淡、少油的食品，如绿豆、西瓜、鸭肉等；秋季万物收敛、燥气袭人，宜吃些滋润性质的食品，如乳类、蛋类等；冬季天寒地冻、万物伏藏，此时最宜吃些温热御寒之品，如羊肉、狗肉、干姜等。

（一）全面膳食

所谓全面膳食，就是要求在饮食内容上尽可能做到多样化，讲究荤素食、主副食、正餐和零食等之间的合理搭配。现代营养学认为人体所需要的各种营养素主要包括蛋白质、脂肪、糖类、维生素、矿物质、水和纤维素七大类物质。这几大类营养素分别存在于不同种类的食物中，如粮食类食物主要含有丰富的糖类，蔬菜、水果中含有大量的维生素、矿物质和纤维素，鱼、肉、奶、蛋类则是蛋白质的良好来源。如果一味追求素食，进食谷类、蔬菜类食物，摒弃或限制动物性食品的摄入，久则使蛋白质的供给不足，不能满足机体新陈代谢的需要，可引起低蛋白血症，也影响脂溶性维生素 D、维生素 E 等的吸收，引起一系列症状。而效仿西方的膳食结构模式，大量摄入动物性食品，势必使某些肿瘤如乳腺癌、前列腺癌、结肠癌、直肠癌等的发病率明显升高，也使动脉硬化、冠心病、糖尿病、痛风等疾病的发生增多。所以，为了保持身体健康，必须采用平衡膳食，全面膳食。

全面膳食是现代营养学一个基本的观点，其实，在中医食疗学中也早有类似认识，如我国医学典籍《黄帝内经》中曾经明确提出膳食配伍的原则："五谷为养，五果为助，五畜为益，五菜为充，气味合而服之，以补精益气"。五谷，为米、麦及其他杂粮类食物的泛称，五果、五菜则分别指古代的 5 种蔬菜和果品，五畜泛指肉类食品。谷、肉、果、菜这四大类食物，分别提供人体所需要的糖类、脂肪、蛋白质、矿物质、维生素、纤维素等，以满足人体功能活动的需要。

（二）饮食有节

饮食有节是指每天进食宜定时，定量，不偏食，不挑食。主要有两层含义，一是指进食的量，一是指进食的时间。

1. 定　量

饮食定量，主要强调饮食要有限度，保持不饱不饥，尤其是不暴饮暴食。否则会使肠胃功能紊乱，导致疾病的产生。如《黄帝内经》所说："饮食自倍，肠胃乃伤"，《千金要方》更明确指出饮食过量的害处，"不欲极饥而食，食不可过饱；不欲极渴而饮，饮不可过多。饮食过多，则结积聚；渴饮过多，则成痰澼"。现代医学认为，人体对饮食的消化、吸收和利用，主要靠脾胃的功能正常，若饮食过量，短时间内突然进食大量食物，势必加重胃肠负担，使食物不能及时消化，进一步影响营养物质的吸收和利用，从而产生一系列疾病。相反，进食过少，则脾胃气血化生乏源，人体生命活动缺乏物质基础，日久会导致营养不良以及相应病变的发生。因此，饮食有节，食量有度是保证身体健康的重要条件。

2. 定　时

我国传统的进食方法是一日三餐，即早、中、晚三餐。这与饮食在胃中停留和传递的时间有关。食物进入胃中，一般素食停留 4 h，肉食停留约 6 h，然后由胃经十二指肠进入小肠，当胃排空到一定程度时，便产生饥饿感，故可再度进食。研究证明，早、中、晚这 3 个时间内人体的消化功能特别活跃。按照相对固定的时间，有规律地进食，可以保证消化、吸收功能有节奏地进行活动，脾胃协调配合，肠胃虚实交替，有张有弛，食物则可有条不紊地被消化、吸收和利用。若不分时间，随意进食，零食不离口，就会使肠胃长时间工作，得不到休息，以致肠胃消化的正常规律被打破，胃肠虚实无度，久而久之可发生脾胃病变。

（三）三餐合理搭配

在一日三餐中，历来主张"早餐好，午餐饱，晚饭少"。这种说法有一定的科学性，与人体昼夜的生理变化有关。因为人身体阴阳气血的运行，在昼夜中有盛衰的不同。早餐时间，经过一夜的休息，早晨阳气活动开始旺盛，胃中处于相对空虚状态，急需补充营养，以满足上午的工作需要；午餐时间，处于一日当中，且经半天的劳动，消耗较多，故宜适当多进食，才能弥补损耗，满足下午劳动工作的需要；晚饭后，一般活动较少，消耗不多，故宜少食，否则常为致病之因。当然，一些夜生活丰富者，晚餐不仅要好，还要加夜宵。

二、药食两用食物

（一）历代本草文献所载具有治疗作用的食物

用于风寒感冒病症的食物：生姜、葱、芥菜、芫荽。
用于风热感冒病症的食物：茶叶、豆豉、杨桃。
清热泻火类食物：茭白、蕨菜、苦菜、苦瓜、松花蛋、百合、西瓜。
清热生津类食物：甘蔗、西红柿、柑、柠檬、苹果、甜瓜、甜橙、荸荠。
清热燥湿类食物：香椿、荞麦。
清热凉血类食物：藕、茄子、黑木耳、蕹菜、向日葵子、食盐、芹菜、丝瓜。
清热解毒类食物：绿豆、赤小豆、豌豆、苦瓜、马齿苋、荠菜、南瓜、菜。
清热利咽类食物：橄榄、罗汉果、荸荠、鸡蛋白。
清热解暑类食物：西瓜、绿豆、赤小豆、绿茶、椰汁。
清热化痰类食物：白萝卜、冬瓜子、荸荠、紫菜、海蜇、海藻、海带、鹿角菜。
温寒化痰类食物：洋葱、杏子、芥子、生姜、佛手、香橼、桂花、橘皮。

止咳平喘类食物：百合、梨、枇杷、落花生、杏仁、白果、乌梅、小白菜。

健脾和胃类食物：南瓜、包心菜、芋头、猪肚、牛奶、芒果、柚、木瓜、栗子、大枣、粳米、糯米、扁豆、玉米、无花果、胡萝卜、山药、白鸭肉、醋、芫荽。

健脾化湿类食物：薏苡仁、蚕豆、香椿、大头菜。

驱虫类食物：榧子、大蒜、南瓜子、椰子肉、石榴、醋、乌梅。

消食类食物：萝卜、山楂、茶叶、神曲、麦芽、鸡内金、薄荷叶。

用于治疗里寒病症的食物：辣椒、胡椒、花椒、八角茴香、小茴香、丁香、干姜、蒜、葱、韭菜、刀豆、桂花、羊肉、鸡肉。

祛风湿类食物：樱桃、木瓜、五加皮、薏苡仁、鹌鹑、黄鳝、鸡血。

利尿类食物：玉米、赤小豆、黑豆、西瓜、冬瓜、葫芦、白菜、白鸭肉、鲤鱼、鲫鱼。

通便类食物：菠菜、竹笋、西红柿、香蕉、蜂蜜。

用于治疗神经衰弱、失眠的食物：莲子、百合、龙眼肉、酸枣仁、小麦、秫米、蘑菇、猪心、石首鱼。

用于治疗气滞的食物：香橼、橙子、柑皮、佛手、柑、荞麦、高粱米、刀豆、菠菜、白萝卜、韭菜、茴香菜、大蒜。

活血类食物：桃仁、油菜、慈姑、茄子、山楂、酒、醋、蚯蚓、蚶肉。

止血类食物：黄花菜、栗子、茄子、黑木耳、刺菜、乌梅、香蕉、莴苣、枇杷、藕节、槐花、猪肠。

收涩类（用于滑脱不固病症）食物：石榴、乌梅、芡实、高粱、林檎、莲子、黄鱼、鲇鱼。

用于治疗肝阳上亢的食物：芹菜、西红柿、绿茶。

补气类用于治疗气虚的食物：粳米、糯米、小米、黄米、大麦、山药、莜麦、籼米、马铃薯、大枣、胡萝卜、香菇、豆腐、鸡肉、鹅肉、鹌鹑、牛肉、兔肉、狗肉、青鱼、鲢鱼。

补血类用于治疗血虚的食物：桑葚、荔枝、松子、黑木耳、菠菜、胡萝卜、猪肉、羊肉、牛肝、羊肝、甲鱼、海参、草鱼。

助阳类用于治疗阳虚病症的食物：枸杞菜、枸杞子、核桃仁、豇豆、韭菜、丁香、刀豆、羊乳、羊肉、狗肉、鹿肉、鸽蛋、雀肉、鳝鱼、海虾、淡菜。

滋阴类用于治疗阴虚的食物：银耳、黑木耳、大白菜、梨、葡萄、桑葚、牛奶、鸡蛋黄、甲鱼、乌贼鱼、猪皮。

（二）卫计委公布的既是食品又是药品的中药名单

丁香、八角、茴香、刀豆、小茴香、小蓟、山药、山楂、马齿苋、乌梢蛇、乌梅、木瓜、火麻仁、代代花、玉竹、甘草；

白芷、白果、白扁豆、白扁豆花、龙眼肉（桂圆）、决明子、百合、肉豆蔻、肉桂、余甘子、佛手、杏仁、沙棘、芡实、花椒、红小豆；

阿胶、鸡内金、麦芽、昆布、枣（大枣、黑枣、酸枣）、罗汉果、郁李仁、金银花、青果、鱼腥草、姜（生姜、干姜）、枳子、枸杞子；

栀子、砂仁、胖大海、茯苓、香橼、香薷、桃仁、桑叶、桑葚、橘红、桔梗、益智仁、荷叶、莱菔子、莲子、高良姜、淡竹叶、淡豆豉；

菊花、菊苣、黄芥子、黄精、紫苏、紫苏籽、葛根、黑芝麻、黑胡椒、槐米、槐花、蒲公英、蜂蜜、榧子、酸枣仁、鲜白茅根、鲜芦根；

蝮蛇、橘皮、薄荷、薏苡仁、薤白、覆盆子、藿香。

（以上为 2012 年公示的 86 种）

2014 年新增中药材物质

人参、山银花、芫荽、玫瑰花、松花粉、粉葛、布渣叶、夏枯草；

当归、山柰、西红花、草果、姜黄、荜茇，在限定使用范围和剂量内作为药食两用。

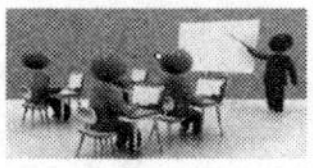

课堂讨论

结合自己生活当中所食用过的各类食材，讨论在日常生活中食药两用食物应如何食用？

（三）卫计委公布的可用于保健食品的中药名单

人参、人参叶、人参果、三七、土茯苓、大蓟、女贞子、山茱萸、川牛膝、川贝母、川芎、马鹿胎、马鹿茸、马鹿骨、丹参、五加皮；

五味子、升麻、天门冬、天麻、太子参、巴戟天、木香、木贼、牛蒡子、牛蒡根、车前子、车前草、北沙参、平贝母、玄参、生地黄；

生何首乌、白及、白术、白芍、白豆蔻、石决明、石斛、地骨皮、当归、竹茹、红花、红景天、西洋参、吴茱萸、怀牛膝、杜仲；

杜仲叶、沙苑子、牡丹皮、芦荟、苍术、补骨脂、诃子、赤芍、远志、麦冬、龟甲、佩兰、侧柏叶、制大黄、制何首乌、刺五加、刺玫果；

泽兰、泽泻、玫瑰花、玫瑰茄、知母、罗布麻、苦丁茶、金荞麦、金樱子、青皮、厚朴花、姜黄、枳壳、枳实、柏子仁、珍珠、绞股蓝；

葫芦巴、茜草、筚茇、韭菜子、首乌藤、香附、骨碎补、党参、桑白皮、桑枝、浙贝母、益母草、积雪草、淫羊藿、菟丝子、野菊花；

银杏叶、黄芪、湖北贝母、番泻叶、蛤蚧、越橘、槐实、蒲黄、蒺藜、蜂胶、酸角、墨旱莲、熟大黄、熟地黄、鳖甲。

任务四 药 膳

药膳发源于我国传统的饮食和中医食疗文化，药膳是在中医学、烹饪学和营养学理论指导下，严格按药膳配方，将中药与某些具有药用价值的食物相配，采用我国独特的饮食烹调技术和现代科学方法制作而成的具有一定色、香、味、形的美味食品。简言之，药膳即药材与食材相配而做成的美食。它是中国传统的医学知识与烹调经验相结合的产物。它“寓医于食”，既将药物作为食物，又将食物赋以药用，药借食力，食助药威，二者相辅相成，相得益彰；既具有较高的营养价值，又可防病治病、保健强身、延年益寿。

药膳疗法的适用范围甚广，可用于临床各科疾病的辅助治疗，尤以治疗慢性虚损性疾病见长，还可作保健强身、延年益寿之用。

知识链接

药膳起源

人类的祖先为了生存需要，不得不在自然界到处觅食。久而久之，也就发现了某些动物、植物不但可以作为食物充饥，而且具有药用价值。在人类社会的原始阶段，人们还没有能力把食物与药物分开。这种把食物与药物合二为一的现象就形成了药膳的源头和雏形。也许正是基于这样一种情况，中国的传统医学才说“药食同源”。

现代考古学家已发现不少原始时代的药性食物，现代民族学也发现一些处在原始时代的民族会制作具有药物作用的食品。这些都证明确实可以说药膳起源于人类的原始时代。当然，这种原始的药膳雏形，还不能说是真正的药膳，那时的人们还不是自觉地利用食物的药性。真正的药膳只能出现在人类已经有了丰富的药物知识和积累了丰富的烹饪经验之后的文明时代。那么真正意义的药膳在中国究竟起源于何时，又是如何发展演变的呢？中国自文字出现以后，甲骨文与金文中就已经有了药字与膳字。而将药字与膳字联起来使用，形成药膳这个词，则最早见于《后汉书·列女传》。其中有“母亲调药膳思情笃密”这样的字句。《宋史·张观传》还有“蚤起奉药膳”的记载。这些记载证明，至少在1000多年以前，中国已出现药膳其名。而在药膳一词出现之前，我国的古代典籍中，已出现了有关制作和应用药膳的记载。

一、分　类

（一）按形态分类

1. 流体类

（1）汁类：由新鲜并含有丰富汁液的植物果实、茎、叶和块根，经捣烂、压榨后所得到的汁液。制作时常用鲜品。

热病后烦渴——西瓜汁、雪梨汁；

噎膈饮食困难——气阴两虚——五汁饮；

血热出血——鲜荷叶汁。

（2）饮类：将作为药膳原料的药物或食物经粉碎加工制成粗沫，以沸水冲泡，温浸即可。

制作特点是不用煎煮，省时方便，有时可加入茶叶一起冲泡而制成茶饮。

急性肠胃病——姜茶饮；

内寒感冒——姜糖饮。

（3）汤类：将要做药膳的药物或食物经过一定的炮制加工，放入锅内，加清水用文火煎煮，取汁而成。这是药膳应用中最广泛的一种剂型。食用汤液多是一煎而成，所煮的食料亦可食用。

神经衰弱、病后体虚——葱枣汤；

肾虚腰腿疼痛、骨软——地黄田鸡汤；

消化道出血——双荷汤。

（4）酒类：将药物加入一定量的白酒，经过一定时间的浸泡而成。

风湿病——虎骨酒；

补肾助阳——鹿茸酒。

（5）羹类：以肉、蛋、奶或海产品等为主要原料加入药材而制成的较为稠厚的汤液。

补肾益气、散寒止痛——羊肉羹；

壮元阳、强筋骨——什锦鹿茸羹。

2. 半流体类

（1）膏类：亦称“膏滋”。将药材和食物加水一同煎煮，去渣，浓缩后加糖或蜜炼制成的半流体状的稠膏。具有滋补、润燥之功，适用于久病体虚、病后调养、养生保健者长期调制服用。

补髓添精——羊肉膏；

须发早白或脱发——乌发蜜膏。

（2）粥类：是以大米、小米、秫米、大麦、小麦等富含淀粉性的粮食，加入一些具有保健和医疗作用的食物或药物，再加入水一同熬煮而成半液体的食品。中医历来就有“糜粥自养”之说，故尤其适用于年老体弱、病后、产后等脾胃虚弱之人。

清肝热、降血压——芹菜粥；

健脾、开胃、止泻——鲜藕粥。

（3）糊类：由富含淀粉的食料细粉，或配以可药食两用的药材，经炒、炙、蒸、煮等处理，水解加工后制成的干燥品。内含糊精和糖类成分较多，开水冲调成糊状即可食用。

补肾乌发——黑芝麻糊；

润肺止咳——杏仁粉。

3. 固体类

（1）饭食类：是以稻米、糯米、小麦面粉等为基本材料，加入具有补益且性味平和的药物制成的米饭和面食类食品。分为米饭、糕、卷、饼等种类。

益脾胃、涩精气——山药茯苓包子；

健脾利湿——芸豆卷；

益气养血——参枣米饭。

（2）糖果类：以糖为原料，加入药粉或药汁，兑水熬制成固态或半固态的食品。

健脾和胃、祛痰止咳——姜汁糖；

清热、润肺、化痰——柿霜糖。

（3）粉散类：是将作为药膳的中药细粉加入米粉或面粉之中，用温水冲开即可食用。

补中益气——糯米粉；

醒脾和胃、理气止呕——砂仁藕粉。

（二）按制作方法分类

1. 炖　类

此类药膳是将药物和食物同时下锅，加水适量置于武火上，烧沸去浮沫，再置文火上炖烂而制成的。

2. 焖　类

此类药膳是将药物和食物同时放入锅内，加适量的调味品和汤汁，盖紧锅盖，用文火焖熟的。

3. 煨　类

此类药膳是将药物与食物置于文火上或余热的柴草灰内，进行煨制而成。

4. 蒸　类

此类药膳是将药膳原料和调料拌好，装入碗中，置蒸笼内用蒸气蒸熟的。

5. 煮　类

此类药膳是将药物与食物放在锅内，加入水和调料，置武火上烧沸，再用文火煮熟的。

6. 熬　类

此类药膳是将药物与食物倒入锅内，加入水和调料，置武火上烧沸，再用文火烧至汁稠，味浓、粑烂的。

7. 炒　类

此类药膳是先用武火将油锅烧热，再下油，然后下药膳原料炒熟的。

8. 熘　类

这是一种与炒相似的药膳，主要区别是需放淀粉勾芡。

9. 卤　类

此类药膳是将药膳原料加工后，放入卤汁中，用中火逐步加热烹制，使其渗透卤汁而制成的。

10. 烧　类

此类药膳是将食物经煸、煎等方法处理后，再调味、调色，然后加入药物，汤汁，用武火烧滚，再用文火焖至卤汁稠浓而制成的。

11. 炸　类

此类药膳是将药膳原料放入油锅中炸熟而成的。

（三）按功用分类

1. 养生保健延寿类

（1）补益气血药膳：适用于平素体质、素虚或病后气血亏虚之人，如十全大补汤、八珍糕等。

（2）调补阴阳药膳：适用于机体阴阳失衡之人，如具有补阴作用的桑椹膏，具有补阳作用的冬虫夏草鸭等。

（3）调理五脏药膳：适用于心、肝、脾、肺、肾五脏虚弱、功能低下之人，用酸、苦、甘、辛、咸来补养肝、心、脾、肺、肾五脏。如健脾膏、补肾膏。

（4）益智药膳：适用于老年智力低下，以及各种原因所导致的记忆力减退之人，如酸枣仁粥、柏子仁炖猪心等。

（5）明目药膳：适用于视力低下、视物昏花之人，如黄连羊肝丸、决明子鸡肝汤等。

（6）聪耳药膳：适用于老年耳聋、耳鸣，以及各种原因所导致的听力减退之人，如磁石粥、清肝聪耳李实脯等。

（7）延年益寿药膳：适用于老年平素调养，强身健体，养生防病之人，如清宫寿桃丸、茯苓夹饼等。

2. 美容美发类

（1）增白祛斑药膳：适用于皮肤上有黑点、黑斑、色素沉着之人，如白芷茯苓粥，珍珠拌平菇等，以美容增白。

（2）润肤美颜药膳：适用于老年皮肤老化、松弛，面色无华之人，具有美容抗衰功效，如沙苑甲鱼汤、笋烧海参等。

（3）减肥瘦身药膳：适用于肥胖之人，如荷叶减肥茶、参芪鸡丝冬瓜汤、绿茶、柠檬泡茶等。

（4）乌发生发药膳：适用于脱发、白发以及头发稀少之人，如黑芝麻山药米糕、《积善堂经验方》中的乌发蜜膏等。

（5）固齿药膳：适用于老年体虚、牙齿松动、掉牙之人，如滋肾固齿八宝鸭、金髓煎等。

3. 祛邪治病类

（1）解表药膳：具有发汗、解肌透邪的功效，适用于感冒以及外感病的初期。如葱豉汤、香薷饮等。

（2）清热药膳：具有清热解毒、生津止渴的功效，适用于机体热毒内蕴或余热未清之证。如白虎汤、清暑益气汤等。

（3）祛寒药膳：具有温阳散寒的功效，适用于机体外寒入侵或虚寒内生的病征。如当归生姜羊肉汤、五加皮酒等。

（4）消导药膳：具有健脾开胃、消食化积的功效，适用于消化不良、食积内停，腹胀等症。如山楂糕、五香槟榔等。

（5）通便药膳：具有润肠通畅的功效，适用于大便干燥之症。如麻仁润肠丸、蜂蜜香油汤等。

（6）利水药膳：具有利水祛湿、通利小便的功效，适用于尿少浮肿、小便不利等症。如赤小豆鲤鱼汤、茯苓包子等。

（7）活血药膳：具有活血化瘀，消肿止痛之功，适用于瘀血内停、跌打损伤等症。如益母草膏、当归鸡等。

（8）理气药膳：具有行气、理气、止痛功效，适用于肝气郁结、胀痛不舒以及气滞血瘀等证。如陈皮饮、佛手酒等。

（9）祛痰药膳：具有祛痰止咳之功，适用于咳嗽痰多、喉中痰鸣等症。如梨膏糖、瓜蒌饼等。

（10）止咳药膳：具有宣肺止咳之功，适用于咳嗽等症。入川贝蒸白梨、糖橘饼等。

（11）平喘药膳：具有止咳平喘之功，适用于哮喘等症。如丝瓜花蜜饮、柿霜糖等。

（12）熄风药膳：具有平肝、熄风定惊之功，适用于肝经风热或虚风内动之症。如菊花茶、天麻鱼头等。

（13）安神药膳：具有养血补心、镇静安神的功效，适用于失眠多梦、心悸怔忡等症。如柏仁粥、酸枣仁汤等。

（14）排毒药膳：具有调节机体状况，改善机体功能，排出体内毒素的作用，适用于机体不适、痤疮等平素火毒易盛之症。如黄芪苏麻粥、鲜笋拌芹菜等。

二、药膳食品的烹调方法

1. 炖

有隔水炖和不隔水炖之分。隔水炖是加好汤和料封口，把容器放入锅中，武火炖 3 h 即可；不隔水炖为直接武火煮沸，撇去浮沫，再用文火炖至酥烂。

2. 熬

先在锅内加底油烧热后，放入主料稍炒，再加汤及调味品，后用文火煮烂。

3. 烩

将多种原料用汤和调料混合烹制成的一种汤汁菜。

4. 汆[tǔn]

将汤和水用武火煮沸，投下药料及食料，加入调味料即可。

5. 焖

先在锅内放油，将食物和药物同时放入，炒成半成品，加姜、葱、花椒、汤及调味品，盖锅盖，用文火焖烂。

6. 烧

将原料放入有少量油的锅中加调料煸炒，进行调味调色，待颜色转深放入调味品及汤或水，用文火烧酥烂后，武火收汤稍加明油即可。

7. 蒸

就是将食物与药物拌好调料后，放入碗中，利用水蒸气加热烹熟的方法。

8. 煮

将原料放入锅内，加适量汤或水，先用武火烧开，改文火烧熟即可。

9. 卤

先调好白卤或红卤，然后将原料加工，放入卤汁中，用文火煮烂，使渗透卤汁至酥烂。

10. 炸

将油用武火烧至七、八成熟，再将原料下锅，注意翻动，防过热烧焦，通常炸至橘黄色即可。

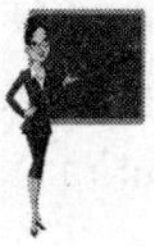

知识链接

滋补分类

平补：指用甘平和缓的补益方药治疗体虚久病、病势发展较慢者，是一种缓补法。

清补：清补是专指夏天的补养，它指选用具有一定驱暑生津功效的饮食，以补充人体的消耗。

温补：用温性补益药治疗虚寒证的方法。

峻补：用强力补益药治疗气血大虚或阴阳暴脱的方法。因极度虚弱和危重证候时非大剂峻猛补药不足以挽救垂危，故此命名。

三、辩证施食

1. 纲　领

所谓“注重整体”“辩证施食”。

2. 原　则

即在运用药膳时，首先要全面分析患者的体质、健康状况、患病性质、季节时令、地理环境等多方面情况，判断其基本症型；然后再确定相应的食疗原则，给予适当的药膳治疗。

3. 举　例

如慢性胃炎患者，若证属胃寒者，宜服良附粥；若证属胃阴虚者，则服玉石梅楂饮等。

四、药膳的作用

（一）强身防病

药膳既可治病，又可强身防病，这是有别于药物治疗的特点之一。药膳尽管是平和之品，但其防治疾病和健身养生的效果却是比较显着的。如山东中医学院根据古代食疗和清宫保健经验研制而成的“八珍食品”，含有山药、莲子、山楂等 8 种食用中药，幼儿食用 30 d 后食欲增加者占 97%，生长发育也有所改善。

（二）治　病

如莱阳梨香菇补精，是由莱阳梨汁和香菇、银耳提取物制成，中老年慢性病患者服用后不仅能显著改善各种症状，而且可使高脂血症者血脂下降，并可使免疫功能得到改善。

1. 服食方便

由于中药汤剂多有苦味，故民间有“良药苦口”之说。有些人特别是儿童，多畏其苦而拒绝服药。而药膳使用的多为药、食两用之品，由药物、食物和调料三部分组成，既保持了药物的疗效且有食品的色、香、味等特性；即使加入了部分药材，由于注意了药物性味的选择，并通过与食物的调配及精细的烹调，仍可制成美味可口的药膳，故谓“良药可口，服食方便”。

2. 治疗疾病

（1）以药膳为主治疗疾病。某些疾病或疾病中的某个阶段可以用药膳或食物为主加以治疗。例如桂枝汤就是食疗方，是治疗外感风寒、营卫不和的主方；《金匮要略》中的甘麦大枣汤以治妇人脏燥等，都是以食疗方为主治病的实例。

（2）药食结合以辅助治疗疾病。《内经》提出：“药以祛之，食以随之”，食物疗法是综合疗法的一种重要的不可缺少的内容。古代医家主张在病邪炽盛阶段依靠药物，一旦病邪已衰，在用药治疗的同时，饮食营养亦须及时与保证，以恢复正气，增强其抗病能力。金元四大家张从正主张攻邪居先，食养善后，这是典型的药食结合。

（3）辨证施膳治疗疾病。辨证施膳是从辨证论治发展而来的。它是根据食性理论，以食物的四气、五味、归经、阴阳属性等与人体的生理密切相关的理论和经验作为指导，针对患者的证候，根据“五味相调，性味相连”的原则，以及“寒者热之，热者寒之，虚者补之，实者泻之”的法则，应用相关的食物和药膳治疗调养患者，以达到治病康复的目的。患者的膳食基本上分成温补、清补、平补、专病食谱四大类。

（三）养生保健

1. 滋补膳食

在中药药材中可供做滋补品和食疗药膳的达 500 种之多，约为全部中药药材的 1/10，而中国政府卫生主管部门颁布的中药有七十多种。这些特制食疗药膳食品，多出自古代书籍记载或民间经验流传以及近代加工改进的制品。其中最常用的药、食物有：人参、黄芪、山药、白术、天麻、茯苓、甘草、当归、首乌、黄精、核桃、大枣、薏苡仁、莲子、枸杞子、银耳、龙眼肉等。古代诸如《十药神书》中的大枣人参汤具有益气补血，助阳润肠等作用。这些丰富多彩的特殊滋补食品和药膳是中国独有的特色食品。

2. 具有多种保健作用的药膳佳肴

食药结合制成的具有多种保健作用的佳肴很多。如具有食疗保健作用的药膳菜肴、点心、小吃等等，不胜枚举。药膳保健饮料有汤、饮、浆、茶、露、汁等。茶类多为单独的茶叶或与某些药物混合制成，如枸杞茶、玉磨茶、参杞酒等等，这些都是加工方法独特，具有多种保健作用的药膳食品。

（1）沙参山楂粥

功效：益气养阴活血、健脾养胃、清心安神。

材料：沙参、山药、莲子、生山楂均 20 g，糖适量，粳米 50 g。

制作：先将山药切成小片，与莲子、生山楂、沙参一起泡透后，再加入所有材料，加水用火煮沸后，再用小火熬成粥。

（2）山楂薏苡仁粥

功效：清热活血、祛湿解暑。

材料：生山楂 30 g，绿豆 50 g，薏苡仁 30 g，白米 100 g，冰糖适量。

制作：把绿豆、薏苡仁、白米洗净，煮粥，待熟后再加入冰糖，拌匀即可食用。

（3）活血祛湿消暑汤

功效：清热活血、祛暑利湿。

材料：生山楂、月季花、白扁豆、赤小豆、生熟薏米、苏叶、佛手各等分适量。

制作：将材料加入锅内，加开水适量慢火煲约 2 h，加盐调味即可食用。

五、药膳应用原则

药膳具有保健养生、治病防病等多方面的作用，在应用时应遵循一定的原则。药物是祛病救疾的，见效快，重在治病；药膳多用以养身防病，见效慢，重在养与防。药膳在保健、养生、康复中有很重要的地位，但药膳不能代替药物疗法。各有所长，各有不足，应视具体人与病情而选定合适之法，不可滥用。

1. 因症用膳

中医讲辨证施治，药膳的应用也应在辨证的基础上选料配伍，如血虚的患者多选用补血的食物大枣、花生；阴虚的患者多使用枸杞子、百合、麦冬等。只有因症用料，才能发挥药膳的保健作用。

2. 因时而异

中医认为，人与日月相应，人的脏腑气血的运行，和自然界的气候变化密切相关。“用寒远寒，用热远热”，意思是说在采用性质寒凉的药物时，应避开寒冷的冬天，而采用性质温热的药物时，应避开炎热的夏天。这一观点同样适用于药膳。

3. 因人用膳

人的体质年龄不同，用药膳时也应有所差异，小儿体质娇嫩，选择原料不宜大寒大热，老人多肝肾不足，用药不宜温燥，孕妇恐动胎气，不宜用活血化瘀之品。这都是在药膳中应注意的。

4. 因地而异

不同的地区，气候条件、生活习惯有一定差异，人体生理活动和病理变化亦有不同，有的地处潮湿，饮食多温燥辛辣；有的地处寒冷，饮食多热而滋腻，而南方的广东饮食则多清凉甘淡，在应用药膳选料时也是同样的道理。

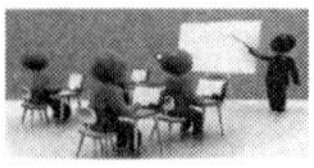

课堂讨论

世间万物相生相克，每件食物都有自己的饮食禁忌，结合自己生活当中所食食物的常见搭配情况，讨论在日常生活中你知道哪些食物有搭配禁忌？为什么？

六、药膳使用注意事项

（1）运用药膳疗法时，应注意食物与药物的禁忌，如黄连、甘草、乌梅、桔梗忌猪肉，鳖肉忌薄荷、苋菜，鸡肉忌黄鳝，蜜忌葱，天门冬忌鲤鱼，白术忌大蒜、桃、李，人参忌萝卜等。

（2）由高血压、冠心病及严重心、肝、肾脏疾病引起水肿者，在配制药膳时应少放盐，宜清淡。

（3）对体质肥胖，患有动脉粥样硬化性疾病患者，宜服低脂肪（尤其是动物脂肪）食物的药膳。

（4）糖尿病患者慎用或不用以淀粉类或糖类烹调的药膳。

（5）食疗中药的性味，应用药膳还应注意食疗中药的五味与五脏的关系。一般说来，辛入肺、甘入脾、苦入心、酸入肝、咸入肾。只有根据性味合理选用药膳，才能达到滋补身体、防治的目的。

（6）选料与加工，药膳所用的中药材和食物都应认真精选，为保证药膳疗效，还应对药材与食物进行必要的加工处理。

（7）烹调技巧，优良的药膳必须讲究烹调技巧。药膳除应具备一般饮食的色、香、味、形外，还要尽可能保留其营养、有效成分，以更好地发挥治疗作用。

（8）中药在熬制时一定要注意用具，不要使用金属制品。

（9）无论药膳用于何种用途，一定要适量，如若过多可能导致副作用或反作用。

任务五　老年人四季食疗与药膳

“因时养生”，是中医养生学的一条重要原则。《黄帝内经》中说：“故智者之养生也，必须顺四时而避寒暑”。祖国医学中也有“春夏养阳，秋冬养阴”之说。这些都说明人体必须顺应四时自然变化而养生，从而加强人体适应季节与气候变化的能力，以保证身体健康，减少疾病的发生。

一、四季食疗

一年四季，春温、夏热、秋凉、冬寒。气候的变化，会给人体带来不同程度的影响。因此，机体的营养结构要随季节的变化予以协调，注意各个季节的科学饮食及食补方式，合理安排饮食。春季宜食清淡；夏季宜食甘凉；秋季燥热，宜食生津食品；冬季寒冷，宜食温热。饮食上顺应四时，可保养体内阴阳气血，使正气在内，邪不可干。对于老年人来说，由于生理功能的降低，对四季气候变化的适应能力减弱，科学安排四季饮食，就更为重要。

二、四季养生药膳

（一）春季药膳

【淮扁茯苓炖瘦肉】

（1）原料：淮山药 20 g，扁豆 50 g，茯苓 20 g，瘦肉 500 g，生姜 1 片，蜜枣 10 g。

（2）制法：① 将淮山药、扁豆、茯苓洗净浸泡 60 min，蜜枣洗净拍扁、去核；

② 瘦肉切小块后焯水去血污；

③ 将所有原料及沸水 1 250 mL 放入炖盅，加盖，隔水炖 2 h，精盐调味即可。

（3）功效：健脾益气利湿。

（4）注意事项：本品健脾益气利湿，阴虚、湿热体质者慎用。

【棉茵陈溪黄草炖猪腱】

（1）原料：棉茵陈 100 g，溪黄草 20 g，猪腱 500 g，大枣（去核）15 g，生姜 2 片。

（2）制作：① 棉茵陈、溪黄草洗净浸泡 20 min，大枣洗净。

② 猪腱切小块后焯水去血污。

③ 将所有原料及沸水 1 250 mL 放入炖盅，加盖，隔水炖 2 h，精盐调味即可。

（3）功效：清热利湿。

（4）注意事项：本品清热利湿，药性偏寒，阳虚者慎用。

（二）夏季药膳

【车前草赤小豆煲猪肚】

（1）原料：赤小豆 50 g，车前草 100 g，瘦肉 200 g，猪小肚 400 g，生姜 2 片，蜜枣 10 g。

（2）制法：① 赤小豆、车前草洗净浸泡 1 h，蜜枣洗净。

② 猪小肚反转用盐洗去潺，瘦肉洗净切块。

③ 将所有原料及清水 2 500 mL 放入煲中，大火煲沸后，去泡沫，小火煲 2 h，转大火煲 30 min，精盐调味即可。

（3）功效：清热，利尿，消肿。

（4）注意事项：本品利水为主，过用伤阴，阴虚体质者慎用。

【冬瓜薏米煲老鸭】

（1）原料：老鸭 1/2 只，冬瓜 200 g，薏米 100 g，枸杞 10 g，姜片、葱段、白胡椒、盐适量。

（2）制法：① 将老鸭收拾干净、斩块、焯水。冬瓜去皮、切厚片。

② 鸭块入煲，加入葱、姜、胡椒粒大火烧开，去沫，再下入薏米、枸杞，改小火煲约 2 h 至熟透。

③ 下入冬瓜改大火滚 5 ~ 6 min，放盐调味即成。

（3）功效：清热祛湿、消暑去肿。

（4）注意事项：此汤性寒凉，脾胃虚弱，大便泄泻者不宜食用。

（三）秋季药膳

【沙参麦冬炖瘦肉】

（1）原料：沙参 20 g，麦冬 15 g，莲子 50 g，猪瘦肉 500 g，生姜 1 片。

（2）制法：① 莲子去心与沙参、麦冬洗净浸泡 30 min。

② 瘦肉切小块后焯水去血污。③ 将所有原料及沸水 1 250 mL 放入炖盅，加盖，隔水炖 2 h，精盐调味即可。

（3）功效：滋补肺胃。

（4）注意事项：本品滋养补阴为主，药偏滋腻，阳虚、痰湿、湿热体质者慎用。

【百合玉竹鲜淮山炖甲鱼】

（1）原料：百合 20 g，玉竹 10 g，桂圆 10 g，鲜淮山 200 g，甲鱼 1 只（约 500 g），瘦肉 200 g，鸡脚 2 对，生姜 2 片。

（2）制作：① 百合洗净浸泡 30 min，玉竹洗净，鲜淮山刮去皮，切小块。

② 甲鱼宰杀后，去头、爪尖、内脏，用 80 °C 开水烫过，去衣膜，斩件。

③ 瘦肉切小块，鸡脚切去爪尖，与甲鱼一同焯水去除血污。

④ 将所有原料及沸水 1 250 mL 放入炖盅，加盖，隔水炖 2 h，精盐调味即可。

（3）功效：滋补肺肾，止咳平喘。

（4）注意事项：本品为滋补为主，痰湿、湿热体质者慎用。患高血脂者不宜使用鸡脚。

（四）冬季药膳

【阿胶鹿茸炖甲鱼】

（1）原料：阿胶 10 g，鹿茸 3 g，瘦肉 200 g，甲鱼 1 只（约 500 g），老母鸡 100 g，桂圆 10 g，生姜 2 片。

（2）制法：① 桂圆、阿胶、鹿茸洗净。

② 甲鱼宰杀后去头、爪尖、内脏、黄脂，用 80 °C 开水烫过，去衣膜，斩件。

③ 瘦肉切小块、老母鸡斩件，与甲鱼一同焯水去血污。

④ 将所有原料及沸水 1 250 mL 放入炖盅，加盖，隔水炖 2 h，精盐调味即可。

（3）功效：补血通脉，滋阴助阳，驻容养颜。

（4）注意事项：本品药性偏于滋腻，外感未愈、脾虚便溏及湿热体质者慎用。

任务六　老年人强身健体药膳

老年人由于身体素质日益下降，因此在平时的生活中应该要做好相关的饮食保健工作，在日常生活中需要调理好自己身体，而饮食是最直接的调理方法。

一、老年养生保健的食疗方

【海蜇猪骨汤】

海蜇头 100 g，猪骨头汤 500 g，黄酒、葱花、精盐各适量。将海蜇洗净撕成小朵，拌上酒、盐和干生粉待用，骨汤煮沸，投入海蜇头，调味并撒上葱花，将沸起锅。此汤味美醇厚浓郁，平肝息风。适用于老年肝风内动之高血压病、脑动脉硬化，或贫血头晕、大便秘结等症。

【鸡汁海底松汤】

海蜇头 500 g，鸡清汤 750 g，芫荽叶 15 g，黄酒、精盐各适量。把海蜇头用冷水浸发后洗净泥沙，沸水烫片刻捞起沥干，鸡汤煮沸烹上黄酒，下海蜇头，煮沸调味起锅，撒上芫荽末。此汤味鲜质美，醇厚可口，祛风散寒、软坚化痰、补虚补血。适用于老年风寒湿痹引起的关节疼痛，风湿痛等。

【马蹄羊蹄汤】

马蹄 250 g，羊蹄筋 1 对，淮山药 12 g，枸杞子 9 g，桂圆肉 6 g。羊蹄筋洗净，去皮毛后斩成块，用水煮约 1 h 捞起待用。把马蹄洗净切细，用油盐和姜片起锅，炒 10 min，转入煲内。再用适量清水，将淮山药、杞子、圆肉一起放入，煮约 4 h，至羊蹄筋软熟，调味即成。补肾强身，补脚力，除风湿。适用于老年人春夏季风湿性关节炎、痛无定处、腰酸腿软等病症。

【茵陈蚬肉汤】

茵陈 24 g，蚬肉 120 g，油、盐酌量。将茵陈和蚬肉浸洗干净，用适量清水，以慢火煎煮至水分减半，调味后可饮用。清热解毒利湿。适用于春季老年结膜炎、急性黄疸性肝炎、慢性肝炎等病症。

【蝴蝶茭白汤】

茭白 250 g，葱段、生姜块各 5 g，料酒 15 g，清汤 500 g，精盐适量，胡椒粉少许；将茭白顺长修成蝴蝶形，再横切成 0.6 cm 厚的蝴蝶片。葱取茎部切成 2 cm 长的段。茭白放入汤盆，加姜块、精盐、料酒、清汤，蒸 2 h 后，调味即成。软烂鲜香，汤汁澄清，为春夏季老年人疏风解暑之时令汤菜。

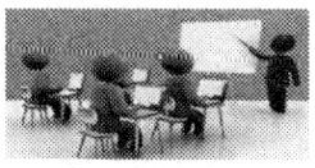

课堂讨论

请同学们结合日常生活当中所食食物，讨论适合老年人养生保健的食物及其功效？

二、老年人养生保健食物推荐

【海参】

海参除了含蛋白质、脂肪、糖、无机盐及各种维生素外，还含有碘质、胶原纤维、多糖体和硫酸软骨素，具有补肾、润燥、养血及补胃等功效。常食用还可滋阴降火、补肾健阳、益智补钙等作用。

【胡萝卜】

富含维生素 A，具有突出的防癌、抗癌作用。常食胡萝卜可大大降低肺癌发病率。胡萝卜中还含有槲皮素、山柰酚、琥珀酸钾等，能增加冠状动脉血流，降低血脂，促进肾上腺素合成，因而对治疗高血压、心脏病和胃病均有一定疗效，同时胡萝卜还有养肝明目、补气健胃、养肾健脾以及解毒、降血糖等作用。长期食用可显其“小人参”价值。

【泥鳅】

泥鳅肉质细嫩，味道鲜美，所含营养成分比鲤鱼、带鱼、龙虾及对虾等都要高得多。中医认为，泥鳅具有补中气、祛湿邪之功用，可作为治消渴、阳痿、时疫发黄、小儿盗汗、痔疾、疥癣等症的辅助品，因此被称为“水中人参”。

【鹌鹑】

鹌鹑肉鲜味美，营养丰富，除高蛋白外，还含有多种维生素及多种矿物质、卵磷脂及多种人体必需的氨基酸。鹌鹑肉是典型的高蛋白、低脂肪、低胆固醇食物，特别适合中老年人以及高血压和肥胖者食用。

项目实训

1. 根据所学知识，利用周末时间亲自为爷爷奶奶讲解食疗相关知识，熬制适合的药膳。
2. 根据所学知识，利用周末时间亲自为所在社区的老年人开展食补与药膳讲座。

项目八

饮食与抗衰老

学习目标

1. 掌握饮食与抗衰老的应用。

2. 熟悉抗氧化剂及抗衰老的食物。

3. 了解自由基的概念及来源。

4. 培养学生养成勤思善悟的好习惯，在实施老年人饮食调养中学会帮助老年人运用不同食物达到抗衰防病的目的。

衰老是生命进程中的必然规律，是一个不可逆转的过程，任何人都无法抗拒。如何加强老年保健，延缓衰老进程，防治各种老年人常见病，达到提高生命质量和健康长寿，已成为医学界正在大力研究的重要课题。许多中老年人多受不切实际的宣传影响，几乎天天服用抗衰老药，把生命的长度完全寄希望于药物上，而不注意健康的生活方式和体育锻炼等。殊不知，由于中老年人肾功能等系统的衰减，长期营养过剩、紊乱则有可能加速衰老的速度，大量服用抗衰老药物易造成药物的蓄积中毒，由此而引发一系列毒副反应。因此，从营养学角度探讨衰老的机理和生理变化，研究老年人在平衡膳食的基础上根据需要选用抗衰老的食物十分必要。

任务一　自由基——导致衰老最危险的因素

工作情境与任务

导入情景：

王阿姨，65岁，患有10年免疫系统疾病。一日在小区门口遇到两位“工作人员”，在对方再三诱惑下，王阿姨跟随“工作人员”来到一小区。两位“工作人员”极力给王阿姨介绍“沙棘多肽”，说这药能治多种疾病，延缓衰老，对免疫力低下效果最好。王阿姨信以为真，把仅有的一万元拿出来，又凑了400元，买了5盒。回家后，王阿姨查看说明书，发现这是保健品，用于身体劳累时食用。医生朋友也跟她说，你被骗了，可不敢吃。王阿姨联系对方，却遭到百般推诿，再打电话就联系不上了。

工作任务：

帮助王阿姨认识保健品和药品的区别，对王阿姨如何通过饮食延缓衰老给予正确指导。

一、延缓衰老、延长寿命不是梦

寿命”是老年医学研究中的一个重要指标，是评价人类能活到多少岁的指标，寿命的长短意味着每个生命究竟有多长。这是一个十分复杂的问题。几千年来，我国民间用“人生七十古来稀”来概括人的寿命。到了20世纪，这样的说法已经不切实际了，因此，目前广泛流传有“八十不算老，七十不稀奇，六十算小弟”的说法。尽管人们的寿命在不断延长，但目前人们的平均寿命与最高寿命之间还有较大的距离。即使在发达国家，活到最高寿命的人所占比例也很小。因此，延缓衰老、延长寿命是人类面临的巨大挑战。许多长寿调查和衰老医学预言，人类的正常寿命应当是120～130岁，甚至更长。据联合国预测，随着生活水平的提高和医疗技术的更新，到2013年中国男性的平均寿命将达98岁，而中国女性平均寿命可达101岁。尽管人的衰老是自然规律，但延缓衰老是完全可以办得到的，其中重要的对策就是饮食的改变。

课堂讨论

老年人应该建立怎样的饮食习惯以对抗衰老？

二、衰老的原因

引起人类衰老的因素是相当复杂的，有先天因素、有后天环境因素，衰老是内外因素综合作用的结果。世界卫生组织对健康长寿的因素进行了科学的分析：7%是气候因素、8%是医疗条件、10%是社会因素、15%是遗传、60%是个人生活方式（生活行为）。衰老的自由基学说是 Denham Harman 在 1956 年提出，他认为衰老过程中的退行性变化是由于细胞正常代谢过程中产生的自由基的有害作用造成的。

知识链接

衰老的机制

近几十年来，随着现代遗传学、分子生物学、细胞生物学和分子免疫学等边缘学科的飞速发展，人们对衰老的机理有了深层次的认识，在大量实验证据的基础上提出了许多新的学说。几个有代表性的并被广泛接受的学说为：① 遗传程序学说。② 差错灾难学说。③ 交联学说。④ 体细胞突变学说。⑤ 脂褐素累积学说。⑥ 内分泌功能减退学说。

1. 自由基

自由基是导致人体衰老的最危险的因素。何谓自由基：机体内绝大多数分子是由氢原子（H）和其他基因（以 R 表示）组成的，常常可以发生 R 与 H 的解离，形成各带一个电子的“R·”与“H·”，称为自由基（Free radicals）。生物体的衰老过程是机体的组织细胞不断产生自由基积累的结果，自由基可以引起 DNA 损伤从而导致突变，诱发肿瘤形成。它是正常代谢的中间产物，其反应能力很强，可使细胞中的多种物质发生氧化，损害生物膜。还能够使蛋白质、核酸等大分子交联，影响其正常功能。

2. 自由基的来源

有内生的、有外来的，主要是体内产生的。内生的：人体的生命一刻也离不开氧，人缺少氧在几分钟内就会死亡。所以说，氧是维持生命不可缺少的物质，但同时它又是生命的杀手，因为吸进体内 98%的氧为细胞新陈代谢所利用，还有 2%的氧在新陈代谢过程中被酶催化，分别形成过氧化离子或超氧化离子，这些离子在细胞中进一步变为化学反应极为活跃的自由基，可以说自由基是人体内新陈代谢的副产物。人体内无时无刻不在新陈代谢，自由基也就无时无刻不在产生。外来的紫外线、放射线、大气污染、烟雾、药物、电磁波、工作压力、不良的膳食结构或饮食习惯等都会在体内产生和积聚过多的自由基。据估计，自由基可以引起人类的多种疾病，可以说自由基是人类衰老的元凶，是导致各种疾病的重要杀手。

任务二　抗氧化剂及抗衰老食物

一、抗氧化剂

可抵抗那些造成毁灭性破坏的自由基的物质被确定为抗氧化剂。它们侵袭并消灭自由基，清除它们的危害。这些抗氧化性营养物，在一些特殊的食物中能找到。在食谱中加入这些食物，将会为身体提供青春永驻的根源。

1. β-胡萝卜素

β-胡萝卜素进入人体内，会根据身体的需求而转化成维生素 A。故称为维生素 A 前体或前维生素 A。β-胡萝卜素并凭借其强大的抗氧化作用抑制自由基的攻击，从而防癌抗衰老。

β-胡萝卜素的来源：西红柿、胡萝卜、花椰菜、南瓜、莴苣、茼蒿、西瓜、兰果等。

2. 维生素 C

它是一种自然的"黏合剂"，将细胞绑在一起，防止功能减弱，防止脂肪产生氧化物，并能中和自由基，将自由基从体内清除出去。

维生素 C 的来源：猕猴桃、鲜枣、山楂、草莓、柑橘等，红青椒、绿青椒、花椰菜、卷心菜、西红柿、马铃薯等。

3. 维生素 E

维生素 E 是一种特殊的、珍贵的物质，它能去除自由基的危险性，保护脂肪，以免它们被氧化，从而延长了细胞的寿命。它还可以延长暴露在紫外线下的红细胞的寿命，而紫外线可加速老化的到来。为了尽可能延缓衰老，保持身体健康，摄取足够的维生素 E 是非常重要的。

维生素 E 的来源：葵花子，坚果、植物油、未精制的食物、绿叶植物等。

4. 硒元素

构成身体的细胞膜等里面含有不饱和脂肪酸，不饱和脂肪酸容易氧化，氧化后所生成的过氧化脂肪会使组织老化，而硒是分解过氧化脂肪酸的重要成分，具有防止细胞氧化的作用，从而延缓衰老。

植物性食物和动物性食物中都含硒。硒在海鲜类、动物的内脏、肉类总含量较多，也存在于小麦的胚芽和糙米、葱、蒜中。其中有的可以使细胞免受氧化物质及自由基的伤害。

5. 锌元素

锌是一种存在于一百多种酶中的必需元素。人体要制造新的细胞，必须传递基因信息，而且还要合成蛋白质，而能够有效地进行这种活动的便是含有锌的酶。随着年龄的增长，人体对锌的吸收能力将逐渐减退，因而在人们步入 40 岁时，就有必要有意识地增加锌的摄入量。

锌元素的来源：海产品、动物肝脏、肉类、蛋类、坚果、豆类、谷类等。

二、抗衰防病的食物

这些食物供老年人在平衡膳食的基础上根据需要选用。

1. 抗衰老食物

豆类（大豆、赤小豆、红芸豆）、坚果类（核桃、花生、葵花子、松子等）、芝麻、蜂蜜、鱼类（金枪鱼、雪鱼等）、酸奶、香菇、木耳、海参、花粉、菊花、银香、水果类（蓝莓、草莓、桂圆、橘子、橙子、沙棘果、木瓜、红枣等）、蔬菜类（西蓝花、胡萝卜、圆白菜、洋葱、西红柿、大蒜等）、谷类（玉米、燕麦、荞麦等）。

2. 延缓脑衰老的食物

核桃、海鱼（沙丁鱼等）、蛋类、蜂王浆、大豆、香蕉、苹果、葡萄、桂圆、黄花菜、洋葱、南瓜、大蒜、海带、紫菜等。

3. 最佳美容食物

① 温开水，保持皮肤丰润光泽。② 绿色蔬菜，如苋菜、青菜等。③ 西瓜、哈密瓜，既补充水分又供营养。④ 鱼肉、鸡肉等各种丰富的蛋白质。⑤ 粗粮、豆类，供给皮肤所需要的营养。⑥ 脱脂奶与低脂、酸奶（最好脱脂），热量低又含钙，可柔软皮肤。⑦ 柑橘类水果、红枣等含维生素 C 可防止面部色素斑形成。⑧ 猪皮、蹄筋、胶原蛋白质弹性蛋白多，增加皮肤弹性。

4. 能软化、保护血管的食物

黑木耳、蜂蜜、红枣、红薯、茄子、柿子、海带、鱼类等。

5. 降胆固醇、降血脂食物

大豆、豆芽、玉米、燕麦、芹菜、荠菜、洋葱、大蒜、山楂、猕猴桃、海鱼、海带、紫菜、黑木耳、香菇、茶叶、蘑菇等。

6. 防癌保健食品

花菜、香菜、红薯、洋葱、麦芽、木瓜、草莓、大豆、金枪鱼、金针菇、萝卜、绿菜、蜂胶、胡萝卜、西红柿、大白菜等。

任务三　注意饮食能延缓衰老

营养在保持机体健康、预防疾病等方面有十分重要的作用，也是影响衰老过程和寿命的重要因素。老年人的生理活动和病理变化、衰老出现的迟早程度和规律都与营养有密切关系，因此，合理营养是减少疾病发生和延年益寿的重要条件之一。

一、饮食要符合老年人的消化吸收特点

老年人机体脏器功能都逐渐衰退，特别是消化道、口腔、胃肠运动能力下降，消化液分泌减少，消化吸收能力下降。胃酸缺乏极易导致维生素吸收能力下降，尤其是维生素 A、维生素 B、维生素 D 吸收下降，钙、铁吸收明显减少和缺乏，又直接影响到对奶及奶制品的消化吸收，而致体内蛋白质供应不足，这样均会导致老年人营养不良，机体抵抗力减弱，各种疾病容易发生。

二、老年人饮食要全面、优质、均衡

1. 全　面

根据老年人的生理特点，补充机体所需要的各种营养素，如蛋白质、脂肪、碳水化合物、维生素和矿物质等。

2. 优　质

选择以符合老年人生理的、易消化吸收的、生物价值高的优质营养物为基础。脂肪要富含不饱和脂肪酸，尤其是必需蛋白质要优质的。

3. 均　衡

摄入脂肪酸如 n-3 脂肪酸、单不饱和脂肪酸及卵磷脂。蔬菜水果要富含抗氧化营养素和维生素。均衡是按老年人的需要，科学地加减，既不过多也不过少，比例合适。

三、每餐只吃七八分饱

每餐限食就是限制饮食总热量（吃七八分饱），是一个很有效的抗衰老措施。限食不是少吃饭，一般老年人，每天 200 ~ 250 g 米饭是需要的（肥胖者例外）。碳水化合物摄入太少，就不能满足对机体能量等的供给。膳食以素食为主，可多吃些淀粉，有利消化吸收。

在控制总量的前提下，采取少食多餐，不但适合老年人也适合肠胃功能不佳的糖尿病患者。研究证明，少量多餐不但使人不至于肥胖，而且还可以减少心血管等疾病的发病率。

流行病学调查表明，肥胖或消瘦的老年人各种疾病的发病率明显高于体重正常者。因此，老年人应设法调整热量摄入，控制体重在标准范围内，以减少疾病的发生。

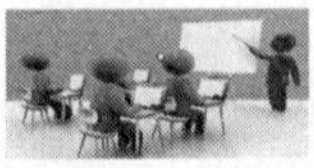

课堂讨论

患心脑血管疾病的老年人应该选择哪些食物以抗衰防病？

四、健康超级处方“改变你生命的 14 种食物”

恰当的食物能够改变人体的生物化学循环，它们有助于组织对可能发展成疾病的细胞层次形成破坏。这 14 种超级食物是长寿所必需的最佳组合，它们含有维生素 C、叶酸、硒、维生素 E、番茄红素、叶黄素、β-胡萝卜素、α-胡萝卜素、谷胱甘肽、纤维素、脂肪酸以及多酚等物质，不但营养丰富且热量也较低。这些食物不仅能改善生命质量，而且还能有效地延长寿命，人们都应该经常吃这些食物。

改变生命不可缺少的 14 种食物：

1. 干果类

核桃、杏仁、开心果、芝麻、花生，南瓜子、葵花子、澳洲坚果、美洲山核桃、榛子、腰果。

2. 南　瓜

也可食用胡萝卜、红薯、红椒。

3. 花椰菜

也可食用卷心菜（红色和绿色）、紫甘蓝、小白菜、无头橄榄。

4. 燕　麦

也可食用麦芽、糙米、大麦、小麦、荞麦、黑麦、小米。

5. 酸　奶

也可食用由牛奶发酵而成的饮料。

6. 西红柿

也可食用西瓜、柿子、粉红葡萄、柚子，橙等。

7. 柑　橘

也可食用柠檬、葡萄柚、金橘、柑橘、酸橙等。

8. 菠　菜

也可食用无头甘蓝、小白菜、长叶莴苣、荠菜、芜菁叶等。

9. 茶

建议食用绿茶。

10. 火　鸡

也可食用不带皮的鸡胸脯肉。

11. 豆　子

也可食用嫩菜豆、嫩豌豆。

12. 大　豆

也可食用豆腐、豆浆、青毛豆。

13. 蓝　莓

也可食用草莓、樱桃、紫葡萄。

14. 海鲜类

野生鲍鱼，也可食用金枪鱼罐头、沙丁鱼、鲱鱼、鲑鱼、蛤蜊。

项目测试

【A1 型题】

1. 导致衰老最危险的因素是（　　　）。

A. 机体老化　B. 功能减退　C. 自由基　D. 新陈代谢停止

2. 维生素 C 的主要来源有（　　）。

A. 西瓜　B. 猕猴桃　C. 谷类　D. 杏仁

3. 锌元素的来源有（　　）。

A. 胡萝卜　B. 草莓　C. 坚果　D. 海产品

4. 老年人饮食要（　　）。

A. 全面、优质、均衡　B. 丰富、营养、全面

C. 粗细搭配、少食多餐　D. 不受限制

5. 以下属于延缓脑衰老的食物是（　　）。

A. 核桃　B. 酸奶　C. 红薯　D. 蹄筋

6. 以下属于能软化、保护血管的食物是（　　）。

A. 猕猴桃　B. 燕麦　C. 黑木耳　D. 紫葡萄

7. 能够降胆固醇、降血脂食物是（　　）。

A. 燕麦　B. 金枪鱼　C. 西蓝花　D. 脱脂奶与低脂奶

8. 能防止面部色素斑形成的食物是（　　）。

A. 木瓜　B. 柑橘类水果　C. 干果类　D. 蔬菜类

9. 海带、紫菜等富含碘，常食可以预防（　　）。

A. 地方性甲状腺肿　B. 夜盲症　C. 脚气病　D. 坏血病

项目九

保健食品及其功能常识

学习目标

1. 掌握保健食品的概念及功用。
2. 熟悉保健食品的标识。
3. 了解保健食品的种类。
4. 培养学生养成严谨负责的好习惯，在实施老年人饮食调养中能指导老年人正确选择保健食品。

随着人们生活水平的提高，越来越多的老年人开始注重养生之道。保健食品的保健作用在当今社会中，正在被广大群众所接受和青睐。老年人在机体衰老过程中，可能患有各种慢性疾病，备受病痛折磨，身心俱疲，如何缓解病痛、提高生命质量和健康长寿，使很多病急乱投医的老年人寄希望于各类保健品。实际上，保健食品是具有特定的保健功能，或者以补充维生素、矿物质为目的的食品，适用于特定人群，可调节机体功能，但不以治疗疾病为目的。所以，应指导老年人群正确选择和食用保健食品。

任务一 保健食品概述

工作情境与任务

导入情景：

李老太，62岁，患有高血压多年。两个月前家里来了两位社区“工作人员”，在对方嘘寒问暖、循循善诱，“健康指导”下，李老太跟随“工作人员”来到一保健品店铺，觉得工作人员对她的病情了如指掌，就想试试保健品有没有效果。一个疗程的保健品要2800元，李老太买了5个疗程，打折下来花了一万。两个月过去了，吃了4个疗程的保健品后，李老太不仅血压没有降，反而常头晕。李老太给社区“工作人员”打电话打不通，找到之前购买保健品的店铺，店铺已经改头换面，早已易主，这时，李老太才意识到自己被骗了。

工作任务：

帮助李老太认识保健品和药品的区别，对李老太如何食用保健品给与正确指导。

随着社会经济的发展，人民的消费水平得到了提高，保健意识也逐步增强。近年来，随着食品工业的迅猛发展、医学模式的转变及人口老龄化的加速，人们在饮食观念上也悄然发生变化，更加注重饮食健康。因此，营养保健食品走进人们的视野，掀起了一股保健食品的热潮，各种功能和形态的保健食品涌向市场，迎合了社会老龄化和现代人提高生活质量的需求。

一、保健食品的定义及特点

中国卫生部在1996年3月15日发布的《保健食品注册管理办法（试行）》中对保健食品做出了以下描述：“保健食品系指声称具有特定保健功能或以补充维生素、矿物质为目的的食品。即适宜于特定人群食用，具有调节机体功能，不以治疗为目的，并且对人体不产生任何急性、亚急性或慢性危害的食品”。

保健食品被誉为21世纪食品，一般富含或强化了某些具有生物活性的营养素或植物化学食品，能预防常见疾病或延缓其发生，促进人体健康，在医学和营养学上有特殊要求和特定功能。

保健食品不同于药品和一般食品，既具有一般食营养价值，又具备一定的保健功能，能调节机体，促进健康，其特点包括：

（1）保健食品是食品而不是药品。保健食品应当具备一般食品的基本特征，即无毒无害，符合应有的营养和卫生要求，有相应的色、香、味等感官性状。保健食品不以治疗为目的，而是重在调节机体功能。

（2）保健食品必须具有特定的保健功能。保健食品虽然具备一般食品的基本特征，但与一般食品也存在着区别。保健食品具有特定的保健功能，并且这种保健功能必须是明确的、具体的、有针对性的，而且需要经人体、动物实验证明有效。例如。调节血压、延缓衰老的保健食品，虽不像药物有治病的速效性，但是长时间服用可产生保健效果。

（3）保健食品是针对特定人群食用的，这是保健食品与一般食品的另一个重要的区别。某类保健食品一般只针对机体某方面需要调整的人群食用，其适用范围不同于一般食品。例如，延缓衰老的保健食品仅适用于中老年人群，调节血脂的保健食品只适宜于高血脂人群。

（4）保健食品的产品既可以是传统的食品属性，如酒、饮料等，也可以是胶囊、片剂等新的食品属性。

二、保健食品的标识

保健食品标识如图 9-1，为天蓝色图案，下有保健食品字样，俗称“蓝帽子”。其基本含义为：从正面看，是一个变形的人体拥抱保健食品；反过来由下往上看，是个牛头，象征着强健和健壮；标识为明亮的天蓝色，似无边的大海或天空，预示着保健食品的事业发展是广阔的。国家工商局和卫生部规定，在影视、报刊、印刷品、店堂、户外广告等可视广告中，保健食品标识所占面积不得小于全部广告面积的 1/36。其中，报刊等印刷品广告中的保健食品标识的直径不得小于 1 cm。

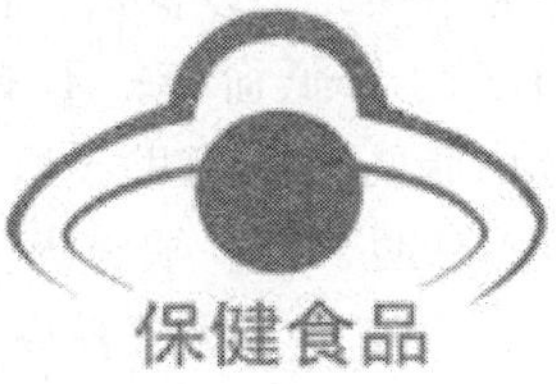

图 9-1　保健食品标识

三、保健食品必须符合的条件

（1）无毒、无害，符合应有的营养要求。

（2）其功能必须是明确的、具体的，而且经过科学验证是肯定的。同时，其功能不能取代人体正常的膳食摄入和对各类必需营养素的需要。

（3）保健食品通常是针对需要调整某方面机体功能的特定人群而研制生产的。

（4）它不以治疗为目的，不能取代药物对患者的治疗作用。

（5）保健食品与药品有着严格的区别，不能认为保健食品是介于食品与药品之间的一种中间产品或加药产品。主要体现在以下几个方面：

① 药品是治病的，而保健食品不以治疗为目的，不能取代药物对患者的治疗作用。保健食品重在调节机体内环境平衡与生理节奏，增强机体的防御功能，以达到保健康复作用。

② 保健食品要达到现代毒理学上的基本无毒或无毒水平，而药品允许一定程度的毒副作用。

③ 保健食品不需要医生的处方，按机体正常需要摄取。

任务二　保健食品的功能及分类

一、保健食品的功能

保健食品集功能性、营养性、天然性、感官性特点与一体，强调调节人体功能的作用，这种特定的保健功能是由功效成分赋予的。

所谓功效成分，是指保健食品中产生保健作用的组成部分，即能通过激活酶的活性或其他途径调节人体机能的物质。

现已认定的功效成分主要有：皂苷（人参皂苷、红景天皂苷、绞股蓝皂苷等）、多糖（香菇多糖、灵芝多糖、虫草多糖、枸杞多糖等）、低聚糖、总黄酮、L-肉碱、卵磷脂、10-羟基葵烯酸、角鲨烯、花青素、茶多酚、大蒜素、褪黑素、洛伐他丁、超氧化物歧化酶（SOD）、多肽、核苷酸、牛磺酸、不饱和脂肪酸（DHA、EPA 等）、维生素和矿物质、膳食纤维、双歧杆菌、乳酸杆菌等。

2012 年，国家食品药品监督管理局（SFDA）发布了《保健食品功能范围调整方案（征求意见稿）》，将之前保健食品的 27 项功能确定为 18 项，取消改善生长发育、对辐射危害有辅助保护、辅助降血压、改善皮肤油分 4 项保健功能，涉及胃肠道功能的 4 项合并为 1 项，涉及改善面部皮肤代谢功能的 3 项合并为 1 项，予以保留。18 项保健功能具体为：① 有助于增强免疫力；② 有助于降低血压；③ 有助于降低血糖；④ 有助于改善睡眠；⑤ 抗氧化；⑥ 有助于缓解运动疲劳；⑦ 有助于减少体内脂肪；⑧ 有助于增加骨密度；⑨ 有助于改善缺铁性贫血；⑩ 有助于改善记忆；⑪ 清咽；⑫ 有助于提高缺氧耐受力；⑬ 有助于降低酒精性肝损伤危害；⑭ 有助于排铅；⑮ 有助于泌乳；⑯ 有助于缓解视疲劳；⑰ 有助于改善胃肠功能；⑱ 有助于促进面部皮肤健康。

二、保健食品的分类

（一）按成分性质分类

1. 营养型保健食品

含有人类容易缺乏的一种或数种营养成分，进行针对性补给，以预防营养缺乏症或纠正营养缺乏现象，如复合氨基酸口服液。

2. 中药型保健食品

中药型保健食品是以中医中药理论为原则指导组方，适当添加中药或中药提取物而制成的保健品，对体弱及中老年人有较好的养生保健作用，如降血脂、增强心功能的保健食品。

3. 微生态型保健食品

内含一种或多种有益身体的微生物，通过补充体内的有益菌，起到纠正菌群失调、预防感染、降低体内毒物毒素、补充营养成分的作用，防止多种慢性病及老年病的发生，如双歧杆菌、乳酸杆菌制品。

4. 综合型保健食品

是集营养、中药活性、微生态各种成分于一体的保健品，有综合调节内环境平衡的功能，如将双歧杆菌与中药组合，再加一定量的营养素配制而成的保健品。

5. 其他类型的保健食品

是指从龟、鳖、蛇、蚁、虫等动物中提取活性成分制成的保健品。这类保健品含有丰富的营养成分，具备独特的生物活性，保健功能明显，如蛇粉。

（二）按功能分类

1. 抗衰老型

是指在食品中添加了具有抗衰老效果的因子。如 SOD 等，另外，多糖、膳食纤维也具有较好的抗衰老作用。

2. 心脑血管专用型

含多不饱和脂肪酸、可溶性膳食纤维、黄酮类、真菌多糖、皂苷、多酚类及大蒜素等成分。可调节心脑血管功能，保护心脑血管，对预防和改善心血管疾病有重要作用。

3. 预防肿瘤型

是指利用食品预防肿瘤。目前已得到普遍重视。向食品中添加免疫球蛋白、活性多糖、膳食纤维、β-胡萝卜素、维生素、硒、大蒜素等对预防肿瘤有重要意义，自由基清除剂也有抑制肿瘤的作用。

4. 糖尿病患者专用型

是指用含有活性多糖的植物和膳食纤维为原料，如南瓜、荞麦、燕麦、薏苡仁等，适量补充维生素 C、维生素 B_6、铬、锗等，以功能性甜味剂，如大豆低聚糖、木糖醇、山梨醇、麦芽糖醇及甘草等代替蔗糖，组合而成的食品。

5. 减肥食品型

含有较丰富的优质蛋白质、矿物质、维生素、膳食纤维，低聚糖、多糖等，如燕麦、螺旋藻、食用菌、魔芋粉、苦丁茶都具有较好的减肥效果。

6. 儿童益智促生长型

包括营养全面的高蛋白食品、维生素强化食品、赖氨酸食品、补钙食品、补锌食品、磷脂食品和 DHA 食品等。

7. 增强机体免疫功能型

是指能增强机体对疾病的抵抗力（如抗感染、抗肿瘤等）及维持自身稳定的食品。

8. 抗疲劳型

一类是为运动员设计的，能够维持和提高运动能力，并尽快促进体能恢复；另一类是针对一般劳动者，使容易出现疲劳的人群和强体力劳动者尽快恢复体力。

9. 其他类型

是指具有防止脑缺血、改善骨质疏松、性功能保健等功能的食品。

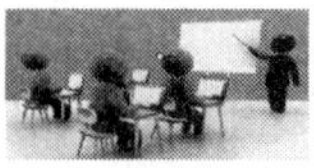

课堂讨论

根据日常生活中保健食品的食用情况，讨论常见的保健食品种类及其功效有哪些？

（三）按食用对象分类

1. 营养保健食品

是指以增进健康和各项体能为主要目的的食品，食用对象一般为健康人群或亚健康人群。此类保健食品含有较全面的营养素，主要有增强人体免疫能力的功能，如枸杞子、灵芝类、螺旋藻类。此外，乳酸菌、双歧杆菌、SOD 产品、氨基酸补充剂、维生素补充剂、微量元素补充剂等也属于此类。

2. 专用保健食品

依据各类不同健康状况人群的生理特点与营养需求而设计，目的在于增强防御机能、维持生理活动和调节生理功能，如老年人食品、儿童食品、孕妇食品等。对于中老年食品，必须符合“一优三足四低”的要求，即“优质蛋白质，足量的膳食纤维，足量的维生素，足量的矿物质，低能量，低脂肪，低胆固醇，低盐”。

3. 防病保健食品

为糖尿病、肿瘤、心血管疾病、便秘、肥胖症等患者和老年人等特殊人群设计，目的在于强调食品在预防疾病和促进康复方面的调节功能，以解决所面临的“健康和医疗”问题。这类保健食品专一性强，如抗衰老食品、抗肿瘤食品、防痴呆食品、糖尿病患者专用食品、老年护发食品等。

（四）按功能的种类分类

1. 组合式保健食品

是指为满足某些人群的特殊健康需要，同时方便食用，将几种功能不相互矛盾的保健食品或营养素补充剂组合在一个销售包装内进行销售，并要求消费者同时食用的一组食品，如复合维生素—矿物质等。

2. 单一式保健食品

是指仅有一种功能的保健食品，如补钙食品。

任务三　老年保健食品的选择

一、老年保健食品分类

保健食品要经过严格的动物或人群实验，具有稳定的、明确的保健功能，对人体安全无害，经科学配方与合理的加工工艺设计制成，是以食品而不是药物的形式存在。保健食品的保健作用各不相同，功效因子很多，目前的老年保健食品大致可分为四大类：

第一类为功能性老年食品。是指在食品加工中强化某一种营养素或者有意识降低某种营养素的食品，以及适应某些老年人生理需要及老年人常见病所需或所忌讳的食品。如强化赖氨酸，维生素 A、维生素 B_1，维生素 B_2，尼克酸，亚铁盐和钙、锌、硒、碘等食品，还有低钠、高纤维素食品等。

第二类为适应性老年食品。容易嚼烂和消化吸收，适应老年人生理特征的，采用冷冻、升华、干燥工艺制成的糊状食品，还有泥状、酱状、液状的食品，如芝麻糊、花生酱、果冻、果汁等食品。

第三类为康复性老年食品。是指针对老年常见疾病而言，基本功能是配合药物食用，不是单纯起作用，而是与药物协同起作用的食品。如降糖与低糖食品、降脂食品等。

第四类为滋补性老年食品。是指在食品中添加某些天然滋补食物，可以起到修补组织的作用，把有限的滋补成分组合到食品中。可以经常食用，比单纯吃滋补品好。如花粉、蜂蜜、珍珠粉、花旗参粉、枸杞、大枣等食品。

二、老年保健食品的选购

保健食品不同于普通食品，具有特殊的功效作用，如抗衰老、免疫调节、增智健脑等，没有功效作用就不能称为保健食品，所以保健食品并非人人皆宜。保健食品的保健作用各不相同，功效因子很多，如香菇多糖、灵芝多糖、冬春夏草菌丝多糖、绞股蓝皂苷、银杏黄酮、苦芥黄酮、二十碳五烯酸（EPA）、二十六碳六烯酸（DHA）、超氧化物歧化酶等，均有益于抗衰老、抗疲劳、抗突变、抗辐射、降血脂、降血糖及保护心血管功能。

目前，我国市场出售的保健食品种类繁多，生产厂家的能力和质量也不尽相同。在挑选保健食品时，应注意保健食品的标签、说明书、生产日期、有效期及保质期是否齐全，是否注明有效成分。经综合分析后再确定使用何种保健食品。只有针对性地选食保健食品，才能真正取得预期效果并达到保健的目的。因此，老年人在选择保健食品时一定要做到以下几点：

1. 根据需要选择保健品

保健食品的选择要根据每个人自身不同的健康状况、年龄、身体素质而定。不论自己食用还是馈赠他人，必须根据实际需要选购。那些不需要调节某种功能的人食用该功能的保健食品，不仅没有必要，还可能有损于身体健康。例如，老年人不适宜食用促进生长发育的保健食品。营养素补充剂类保健食品更不能随便食用，只有该种营养素缺乏，需要补充的人群才能食用。如果随便食用此类保健食品，会造成人体营养过剩，导致体内营养素不平衡，影响身体健康。因此，老年人在选购保健食品时，应当针对个人自身的情况挑选，最好到正规医院检查，听从医生的建议，在医生的指导下选购。

2. 选购合格的保健品

为了降低买到假冒或掺假产品的概率，保护自己的权益，购买者一定要到信得过的药店、商场、超市或保健品专卖店购买，千万不要贪图大降价或到街头摊贩处购买，更不要轻易购买上门推销的产品。

3. 用后严密观察

服用保健品也和选用其他药物一样，从小剂量开始。加量过程中严密观察副作用，有任何异常反应都要报告医生。

4. 注意保存证据

选购任何药品和保健品，都要索取正规发票和收据，服用后要保留一定的样品，以备必要时送检化验，作为法律依据。

5. 认清产品包装上的批准文号和标识

国家正式批准的保健食品都有卫生部或国家食品药品监督管理总局的批准文号。“卫食健字”和“卫食健进字”（2003 年前），或者“国食健字 G”和“国食健字 J”（2003 年后），分别对应国产食品和进口食品。同时，所有批准的保健食品都有“保健食品”标识。保健食品的标识为天蓝色专用标志，与批准文号上下排列或并列。

6. 要仔细查看产品包装及说明书，确定产品的保健功能

保健食品的外包装上除印有简要说明外，应标有配料名称、功能、成分含量、保健作用、适宜人群、不适宜人群、食用方法、注意事项等，还有储存方法、批号、生产厂家。消费者在购买时一定要注意分辨。通常，产品功能是要在包装上予以体现的，保健食品的说明书也是经过评审部门审批的，企业不得随意修改。消费者还要注意，所有进口的保健食品包装上的说明文字也应该是中文，如果只有外文说明，又没有批准文号和保健食品标识，就可以立即断定此产品是假冒伪劣产品或非法走私的水货。

7. 注意产品的禁忌，因人而异选购保健食品

保健食品的批准证书上注明了一些不适宜人群或禁忌，并要求企业标注在产品包装说明书上。消费者在选购这类保健食品时要注意是否适合自己或送礼的对象。特别是年老体弱的人、患有慢性病的患者一定要在选择保健食品时注意查看服用禁忌，以免造成对身体的损害。

8. 认识保健食品的属性

保健食品的基本属性是食品，食品不同于药品的主要区别是药品以治疗为目的，而保健食品只起预防或辅助治疗作用，更注重安全性。真正患病时，患者还是需要用药物来进行治疗。购买保健食品时注意不要盲目听信夸大宣传和虚假宣传，以免耽误病情。

9. 注意产品质量和生产日期

购买保健食品时，务必要注意产品的生产日期和有效期，如产品质量有问题，以及产品

发霉、变质，则万不可食用。

10. 适度为宜

不管是中药类，还是西药类保健食品，剂量均不宜过大、时间不宜过长，要把握适度原则，切忌滥补、过补。

知识链接

老年人购买保健品的注意事项

市场上的营养品、保健品令人眼花缭乱，如何选择真是一道大难题。提醒广大老年朋友在购买保健品时应注意以下事项：

（1）消费者在购买保健品时一定要购买正规厂家生产的有批号的保健品，要注意包装上有无生产产地、厂商、小蓝帽的批号等。

（2）老年人购买东西时要头脑冷静，三思而后行。由于判断能力比较弱，最好不要急于做决策。遇到别人极力鼓动时，最好以“自己做不了主”之类的理由推托。同时，经常提醒老年人，不要迷信所谓的权威。如果要了解健康知识，最好参加由正规医院组织的活动，对于保健品厂商组织的保健讲座，应谨慎参加。

（3）理性对待保健品，千万不要预期太高。保健品不是药物，不可能立竿见影，一般要吃3～6个月才能有效。补充保健品前，最好咨询医生或营养师再食用。

（4）不可盲目轻信保健品。看电视、听广播、散步是老人打发时间最常见的方法，而很多商家就利用老人这些日常，故意夸大功效，大肆宣传，引诱老人购买。老人须知道，保健品只有保健作用，不能达到治病的功效。购买商品时一定要索取并保存好发票。当合法权益受到损害时，请及时拨打相关投诉举报电话。

（5）不可滥用保健品。不要迷信所谓名、贵、新药，轻信广告滥吃药，也不要大量服入延缓衰老药或保健品之类的东西。多数抗衰老药物目前仍处于研究阶段，仅仅为了延年益寿而长期服用此类药物是不恰当的。还有不少骗子盯上了老年人，推销所谓的“灵丹妙药”或“祖传秘方”，大家应提高警惕，到正规医院和药房买药，以免上当受骗，危害健康。

项目实训

1. 根据所学知识，利用周末时间到附近的保健品店或者药店了解市售保健品的种类、功效。
2. 根据所学知识，利用周末时间亲自为所在社区的老年人开展保健食品指导讲座。

项目十

老年人四季饮食调养

学习目标

1. 掌握我国老年人四季饮食调养基本要求。
2. 熟悉我国老年人四季饮食调养概念。
3. 了解各类符合四季饮食调养食物的营养特点。
4. 培养学生养成积极进取、求实创新的好品质，在实施老年人饮食调养中能给与正确指导。

自然界的春温、夏热、秋凉、冬寒等气候变化随时都在影响着身体，只有顺应四时，科学地选择食物品种，才能与自然界万物一样，适应四季的阴阳变化，做到健康长寿，颐养天年。春季气温由寒转暖，阳气上升，人应适应季节，调养元气，使与外界协调统一。在饮食上，应由冬天的膏粱厚味转为清温平淡；夏季气候炎热，胃纳功能差，加之出汗较多，膳食应清淡可口，并注意补充体液，设法增进食欲；秋季天高气爽，气候由热转凉，人体消化能力逐渐增强，食欲增加，宜食生津食品，膳食应有足够的热能。指导老年人注意四季的饮食搭配，使人体适应气候变化，对增强体质，保健防病大有益处。

任务一　春季的饮食调养

工作情境与任务

导入情景：

社区很多老年人常说："春困秋乏夏打盹"。所以到了春、秋季节，很多老年人会出现倦怠乏力、不思饮食等症状。根据中医"春夏养阳，秋冬养阴"的原则，此时进补十分必要，但进补不可乱补，使得很多老年人面对丰富的进补食物难以取舍。

工作任务：

帮助社区老年人认识四季饮食调养的重要意义并给与正确指导。

从节气意义上讲，春季的开始是在立春（2 月 2 日至 5 日之间），春季的结束在立夏（5 月 5 日至 7 日之间）。

首先春天由寒转暖，气温变化较大，细菌、病毒等微生物开始繁殖，活力增强，容易侵犯人体。由此导致的口角炎、舌炎和某些皮肤病都是春季常见病。因此，春季首先应摄取足够的维生素和微量元素。比如，常吃小白菜、油菜、青椒、西红柿等新鲜蔬菜以及柑橘、柠檬等富含维生素 C 的水果，具有增强免疫功能的作用；胡萝卜、苋菜等黄绿色蔬菜富含胡萝卜素，可以在体内转化为维生素 A，有助于保护上呼吸道黏膜与肺部的上皮细胞，同时增强黏膜抵御外界异物的能力。

其次，早春时节仍比较寒冷，营养结构应以高热量为主，除谷类外，还应适当吃些黄豆、芝麻、花生、核桃等食物，以便及时补充能量物质；蛋、鱼、虾、牛肉、鸡肉、豆制品等优质蛋白质也必不可少。

最后，老年人容易"春困"，不妨吃一些土豆、胡萝卜、瘦肉、豆制品等富含各类维生素的食物，可增强糖代谢，改善脑组织的能量供应状况，消除疲劳感。有研究显示被誉为"春季第一果"的草莓，富含铁元素、果糖、苹果酸、柠檬酸等物质，可辅助治疗春季易发的嗓子疼、咳嗽等疾病。

在烹饪技法上，春季饮食宜清淡可口，忌油腻、生冷及刺激性食物，因此不推荐采取煎炸、辣炒等做法。尤其老年人的消化吸收能力下降，清淡、温和的饮食能让胃肠适应从寒冷向温暖变化的过程。

春季多雨，多风、多寒、多湿。我国传统中医认为，辛能散风，温能祛寒，淡能渗湿，甘能健脾。所以应结合气候变化特点，从防病健身两方面采取一些有效的方法，春季养生，注重养肝的特点，饮食以辛甘、清淡为主。

“春夏养阳，秋冬养阴”。五行学说中，肝属木，与春相应，主升发，喜畅达疏泄而恶抑郁。所以，养肝首要一条是调理情志。现代医学研究表明，不良的情绪易导致肝气郁滞不畅，使神经内分泌系统功能紊乱，免疫功能下降，容易引发精神病、肝病、心脑血管病、感染性疾病。因此，春天应注意情志养生，保持乐观开朗的情绪。

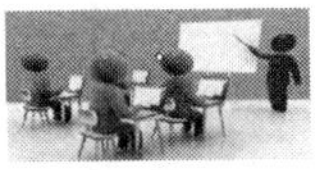

课堂讨论

春天各类新鲜蔬菜、水果不胜枚举，讨论常见的适宜春季调养的食物有哪些？

一、春季宜选择的食物

多吃青绿色的食物，可以强肝护肝。中医认为，肝主疏泄，从情志、气血等方面来调畅气机。肝藏务、具有贮藏血液和调节血流量的功效，对血压、心脏都产生重大影响。常见的青绿色蔬菜有菠菜、香菜、芹菜、豌豆苗、油菜等。从营养学角度来看，青绿色食物都含绿叶素、维生素 C、胡萝卜素、叶酸、钙、钾等。

二、春季饮食原则

（1）主食。以粳米、灿米为主。味甘性温能够补中益气，健脾胃、养胃生津。

（2）肉类。选择鸡肉、鸭肉等性温而甘不油腻，有助于体内消化食物。鱼类食物高蛋白、低脂肪、易于消化吸收且富含多种维生素。

（3）各种绿色蔬菜及菌类。如油菜、菠菜、芹菜、香菜、竹笋、香菇、木耳等食材。

（4）各类水果。如苹果、香蕉、梨、草莓、猕猴桃等水果。

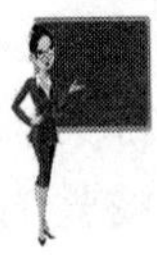

知识链接

春季养生须知

春天的天气变化最为反复无常，使人出现种种不适症状，易患上种种疾病，因此，春天也是“百草发芽，百病发作”的季节，应注意保健养生。祖国医学认为，春季养生“当需食补”。但必须根据春天人体阳气逐渐生发的特点，选择平补、清补的饮食，以免适得其反。

任务二　夏季的饮食调养

气象意义的夏季为 5 月 21 日（小满）至 8 月 22 日（处暑）。

在炎热的夏季，人体的能量消耗很大，老年人的营养代谢功能会受到一定的影响。夏季气温高，人体神经经常处于紧张状态，某些分泌腺的功能也会受到影响，因而常出现消化力减弱、食欲不振现象，许多老年人在夏季吃不下饭，对大鱼、大肉更是毫无胃口，故应适当多吃些清淡而易消化的食物。夏季出汗多、消耗大，体内分解代谢旺盛，人体对蛋白质、水、维生素及微量元素的需求量有所增加，应需适当增加蛋白质的摄入量。

一、夏季宜选择的食物

夏季盛产各类水果和蔬菜，老年人可通过多吃果蔬来调整饮食和生理机能。一般来说，清热去暑功效的食物有：苦瓜、苋菜、茄子、鲜藕、绿豆芽、丝瓜、黄瓜、冬瓜、西瓜等。有些专家特别推荐西瓜和西红柿，既可生津止渴，又有滋养的作用。

二、夏季饮食原则

（1）以清淡爽口的饮食为主，利用食物天然的颜色，通过食材色、香、味的搭配，来增加食欲。比如香芒草菇牛柳这道菜，有金黄的芒果、米色的草菇、红色的牛柳，让人食欲大增，而且一道菜就能满足蛋白质、微量元素、膳食纤维以及部分维生素的需要。

（2）适当吃一些凉拌菜。比如小葱拌豆腐、蔬菜色拉等。但要注意卫生，切菜时生熟分开，以防病从口入。做凉菜时少加点醋，可增加食欲，还能杀灭细菌、防止维生素 C 氧化。

（3）苦味食物是夏季必不可少的。苦瓜、莴笋等都有助泻火通下。

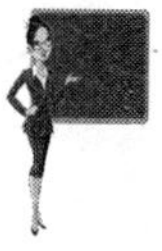

知识链接

增强老年人的食欲烹饪技巧

勾芡淋汁好味道，代糖代盐保健康。
趁热食用味正香，良好环境助食欲。
食物新鲜又卫生，软硬适中才顺口。
欢乐祥和氛围好，多人共餐更好吃。

任务三　秋季的饮食调养

从气象意义上划分，北温带的秋季在 8 月 23 日（处暑）至 11 月 20 日（小雪）。

秋季气候宜人，有利于调养生息，为人体进补的季节。秋季，是老年人和患有慢性疾病的人进行滋补食疗的好季节。

秋天气候干燥，夜晚虽然凉爽，但白天有时气温仍较高。热能伤津、伤气，燥盛则消耗津液。所以，除应当掌握好饮食起居的调养外，应根据“燥则润之”的原则，以养阴清热、润燥止渴、清心安神的食品为主，可选用芝麻、蜂蜜、银耳、乳品等具有滋润作用的食物。

一、秋季宜选择的食物

秋季应选用银耳、百合等食品。银耳含有糖类、脂肪、蛋白质及磷、铁、镁、钙等，有滋阴、润肺、养胃、生津的补益作用。用水浸泡后煮烂，加糖服用。百合有养肺阴、滋肺燥、清心安神的功效。

秋季应选用健补脾胃的食品，如莲子、茭白、南瓜、桂圆、黑芝麻、红枣、核桃、山药、扁豆等。通过食补可使人保持健康的体魄、旺盛的精力，从而达到减少疾病和延缓衰老的目的。秋季，空气湿度小，风力大，人体汗液蒸发较快，皮肤容易干燥，汗液还会丢失一部分水溶性维生素。因此，在秋季应重视机体水分补充和保证维生素摄入充足，多吃新鲜蔬菜、水果。

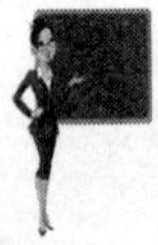

知识链接

老年养生食疗歌

食疗养生办法妙，经济方便又可靠。大豆健脑软血管，小豆抗癌防三高。
玉米抗癌降血脂，燕麦减肥尿糖少。芹菜降糖降血压，葱白姜汤治感冒。
茄子抗癌消水肿，冬瓜减肥有疗效。大葱活血能化瘀，养心健脑吃茼蒿。
番茄抗癌软血管，莲藕解酒清烦燥。苦瓜明目降血糖，萝卜化痰胀气消。
胡萝卜降脂抗癌，南瓜降糖秀身条。黑木耳清肺降脂，吃银耳减肥补脑。
吃香菇降压抗癌，金针菇能解疲劳。

二、秋季饮食原则

秋天忽冷忽热，秋雨连绵，中老年人不适应这种气候的急剧变化，易患伤风感冒，应用食物增强身体抵抗力。用山药、大枣煮粥，加蜂蜜，每天早晨空腹喝 1 ~ 2 碗。山药含有脂肪、蛋白质、维生素等营养成分，有强壮体魄和帮助消化的作用。神经衰弱、慢性咳嗽、腰腿酸痛的人，将核桃仁捣烂，加蜂蜜，用瓷瓶装好密封，每天 2 次，每次 1 匙，温开水送服。核桃有补脑、补肾、抗疲劳的作用。体弱的中老年人，宜用糯米、白糖、葡萄干、核桃仁、瓜子仁、白果仁、莲子、桂圆肉、红豆沙、熟山药、小红枣、青梅等蒸熟成八宝饭，每天早晨空腹食 1 碗。也可将鲜麦芽或干麦芽加面粉混煮，加糖适量，每次食麦芽糊 1 ~ 2 碗。麦芽含维生素 B_1、维生素 B_2、维生素 E 及铜、镁、锌、铁等微量元素，能提高人体免疫功能，增强耐力，延缓衰老，防治失眠，防止记忆力减退。

任务四　冬季的饮食调养

中国习惯指立冬到立春的 3 个月时间为冬季，也指农历“十月、十一月(冬)、十二月(腊)”一共 3 个月。

冬季气候寒冷，阴盛阳衰，因此，提高中老年人的耐寒能力和免疫功能尤为重要。因此，冬天的营养应以增加热能为主。供给蛋白质，如瘦肉、鸡蛋，鱼类、乳类、豆类等，这些食物所含蛋白质不仅便于人体消化吸收，而且富含必需氨基酸，营养价值较高，可增强人体的耐寒和抗病能力。冬天绿叶菜少，但甘薯、马铃薯等薯类则含较多的胡萝卜素。除吃大白菜外，还应选用圆白菜、心里美萝卜、白萝卜、胡萝卜、黄豆芽、绿豆芽、油菜这些蔬菜，经常调换食用，合理搭配，可以补充人体维生素的需要。冬天容易缺乏钾、钙、钠、铁，因此，应常食虾米、虾皮、芝麻酱、猪肝、香蕉。如有低钠者，做菜时口味可偏咸，以便补充。

一、冬季宜选择的食物

冬天进补，应顺应自然，注意养阳，提高人体耐寒能力。

狗肉和羊肉是中老年人冬季滋补佳品。每天早晨服人参酒或黄芪酒一小杯，可防风、御寒、活血。冬天应常食炖母鸡、蹄筋，多饮牛奶、豆浆。牛肉切小块，加黄酒、葱姜，用砂锅炖烂，食肉喝汤。羊肉与萝卜同煮，食羊肉饮汤。

二、冬季饮食原则

冬季阳气收藏，人体吸收营养成分储存于体内，以增强抗病能力。患有高脂血症、冠心病、高血压的人可以经常服用黑芝麻桑葚糊。将黑芝麻、桑葚、大米放入药碾中碾碎，加白糖放入瓦锅内煮熟服用。患高血压的中老年人，取黑木耳、柿饼、冰糖煮烂食用。患风寒咳嗽，用萝卜切片、生梨切片和生姜加冰糖、蜂蜜煮熟服用。

知识链接

四季饮食调养歌

春夏养阳养脾肝，秋冬养阴养肺肾。因时饮食顺自然，饮食调配合四季。
春季饮食调阴阳，清淡之中偏甘凉。盛夏饮食防暑邪，生津益气和安神。
多食辛温节冷饮，饮食卫生最要紧。秋季保健肺为先，饮食少辛增加酸。
秋季早餐宜食粥，多吃水果防秋燥。冬季饮食宜养肾，冬至进补好节气。
温补滋阴最适宜，减咸增苦养心气。四季调养要坚持，身体健康乐陶陶。

项目实训

1. 根据所学知识，制作老年人四季饮食调养宣传海报，在社区进行健康宣教。
2. 根据所学知识，利用周末时间为所在社区的老年人开展四季饮食调养专题讲座。

项目十一

食品安全与健康

学习目标

1. 掌握预防食品中毒的原则及食品选购的正确方法。
2. 熟悉食品安全相关知识。
3. 了解各类食材本身存在的安全隐患。
4. 培养学生养成严谨求实的工作作风，在实施老年人饮食调养中能做到保证食品安全与健康。

食品是人类赖以生存和发展的物质基础，它提供人体维持生命、生长发育以及进行各种活动所需的能量和营养物质。饮食是人类生存的第一需要。21 世纪“食”的核心内容应当是吃出健康、吃出长寿。然而，随着环境的污染和破坏，有毒、有害物质对食品的污染逐步加剧，已经危及人体健康和生命安全。食以安为本，让我们科学进食，预防食物之毒，不让有毒物质进入体内，保证身体健康。

任务一　食品安全的杀手

工作情境与任务

导入情景：

2018 年十一黄金周，某老人院为使老年人能多参与社会，组织外出旅游，当天中午，机构老人在景点某餐饮接待中心集体进餐，次日早晨四五点时，机构内多个老人出现发烧、恶心、呕吐、腹痛、腹泻等不适症状，紧急送医救治，经医生诊断，这些老年人出现中毒症状应该是食用了变质的肉制品等时间过长的食物所致。

工作任务：

帮助机构老年人及工作人员认识食品安全的重要意义并给与正确指导。

一、食物天生之毒

1. 蔬菜的硝酸盐、亚硝酸盐污染

硝酸盐含量高的蔬菜有菠菜、大白菜、卷心菜，青菜、萝卜、芹菜、菜花等。硝酸盐本身无毒，但它极不稳定，进入人体后。不是还原成亚硝酸盐降低血液携氧能力，就是与体内次级胺结合，生成致癌物亚硝胺。亚硝酸盐是蔬菜中最常见、最广泛的有害物质，它存在于腐烂的、不新鲜的蔬菜及吃剩的熟菜和未腌透的咸菜中。

2. 某些蔬菜含特有的有害有毒成分

（1）发芽的青皮土豆含有的龙葵素，可使人中毒，而致视力模糊、神经过敏、精神恍惚。

（2）黑斑红薯含有番薯酮和番薯醇。

（3）鲜黄花菜含秋水仙碱。

（4）腐烂的生姜含黄樟素（可诱发肝癌、食管癌）。

（5）青皮西红柿的生物碱，能被胃酸水解成番茄次碱。

（6）鲜四季豆和扁豆，特别在秋季经霜打后，含有皂苷和血凝集素最多，若食用未煮熟的扁豆、四季豆数小时内就会引起头晕、头痛、恶心、呕吐等。

二、食物腐败变质产生的毒素

（一）食物腐败变质的主要原因

（1）主要是真菌等微生物作用的结果。

（2）食物本身的原因或保管储藏不当引起霉变。

（3）环境因素如高温、潮湿造成食物霉变、酸败腐烂。

有时是食物本身、环境因素和微生物三者互为条件、互相影响的结果。其中微生物的作用更为突出，如蔬菜和水果含有较多的糖类，容易被细菌、酵母菌和真菌发酵或酵解而变质。而最大的影响因素是真菌对粮油食品的污染，使食物变色、变味、发热霉变、腐烂变质，对畜禽和人体都有强烈的毒性和致癌作用。

（二）常见的真菌毒素

1. 黄曲霉素

黄曲霉素是由黄曲霉素污染花生、玉米，小麦、大麦、红薯等后所产生的毒素总称。毒性大，致癌力强，对人体危害极大，大米、豆类受污染较轻。饲料中含有黄曲霉素，最终可以影响人体。如奶牛饲料中含有黄曲霉素，所产生的牛奶中也含有黄曲霉素。因此，霉变的饲料不能喂畜禽，最终受害者还是人。

2. 酵米面黄杆菌素

这是一种专门污染糯米的真菌，无论是油炸、蒸煮均不能破坏其毒性。糯米粉在加工过程中，如遇阴雨天，不能及时晒干，时间一长，极易受酵母面黄杆菌污染，可表面看不出来，只有在加热煮熟时才显出深黄色。吃了这种汤团一定会产生中毒反应。大量食用，可能导致死亡。所以糯米或其制品一旦变深黄色，只有弃之，绝对禁止食用和作饲料。致癌的真菌还有杂色曲霉菌毒素、玉米赤霉烯酮等等，所有这些有毒的真菌毒素，都是通过食品被“吃”入人体的。所以，不吃霉变的食品，不吃剩菜剩饭，是预防癌变的有效方法之一。

三、食物环境污染的毒

1. 有害有毒元素的污染

严重的是食物的铅污染。农业生产中一种含铅的农药（砷酸铅杀虫剂），可使铅残留在粮食或蔬菜上。各种含铅器皿如彩搪瓷、彩陶瓷和马口铁罐头等，因制作原料中含铅使食物受到污染。传统加工爆米花过程中，吸附了大量的铅蒸汽。松花蛋在制作时采用含铅物质。铅对儿童的危害尤为严重，因为儿童对铅的吸收率是成人的 5 倍以上，而且儿童的肝、肾功能尚未发育完善，解毒排毒功能比成人差得多。

2. 食物的农药污染

各种蔬菜、水果广泛使用化学农药，在控制虫害的同时，也带来了污染。除农药以外，还有用催熟剂、化肥、漂白粉、激素等对人体有害的化学品来美容蔬菜的。

3. 食物的环境激素污染

环境激素是指环境中存在着能够像激素一样影响人体正常功能的化学物质的总称。它的正式名称是指对生物（包括人）的生殖能力产生不良影响的“外因性内分泌紊乱的化学物质”。即使摄入量极其微小，环境激素的危害作用仍十分惊人。

任务二　预防食物中毒

一、预防食物中毒的黄金10原则

食物之毒的危害是多方面的，它降低了人体活力，减弱免疫功能，使人易疲劳、易生病、早衰减寿。如何尽早尽快地减少食物中毒的危害？对此，世界卫生组织对安全生产食品提出了“黄金10原则”。具体内容是：

（1）选择经过安全处理的食品。

（2）烹调食品要彻底加热。

（3）做好的熟食要立即食用。

（4）注意熟食品的储藏。

（5）勤洗手。

（6）防止昆虫，鼠类和其他动物污染食品。

（7）经储存的熟食品，食用前一定要彻底加热。

（8）防止生食品污染熟食品。

（9）注意保持厨房用具表面的清洁。

（10）使用清洁水。

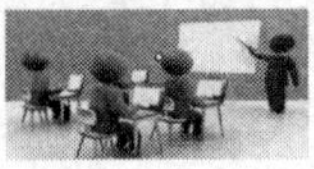

课堂讨论

在生活中怎样预防食物中毒？

二、提倡中老年人吃天然食品

随着科技的进步，食品生产工艺得到了突破性的进展。市场上的加工食品不仅琳琅满目、应有尽有，而且食品的色、香、味、型更加诱人。但加工食品，尤其是深加工食品都存在以下问题：

1. 食品添加剂问题

食品添加剂是为了改善食品品质和色、香、味以及为防腐和加工艺的需要而添加到食品中的化学合成物质或天然防腐剂。食品添加剂不是食品，一般无营养价值，有很多具有毒性。国家对其使用范围、用量都有严格的规定，提倡尽量少用。过量地使用食品添加剂大都是不安全的，有可能发生变态反应、体内积蓄转化为其他物质等。实际食品中大都有添加剂，才能延长保存期。

2. 食物容器、包装材料等问题

无论哪种食物容器或包装材料，它们共同的卫生问题都是接触食品后有害物质向食品中迁延的问题，这些迁移毒物数量视不同包装材料而不同。常用的塑料袋，有许多是有毒的，尤其是许多私家不法食品包装，令人担心。

3. 食品加工设备卫生问题

食品加工设备对食品质量和食品污染的关系很大，不容忽视，如铅、砷、汞、铜等。这些毒物的指标是国家衡量深加工食品中较为常见的指标。而这些毒物的主要来源之一就是食品加工设备。中老年人提倡吃天然食品，可以避免以上加工食品所存在的问题对中老年人机体造成影响。

所谓天然食品就是自然的、无污染的、不含添加剂的原始的食品。它和绿色食品相似但又有所不同，绿色食品是通过省以上环保部门严格检查确认无污染的食品，是经过严格审查包装、储藏运输等过程的。避免了二次污染的食品，是保持了大自然特征、无公害、高营养、高质量要求的食品，是使食用者有回归大自然的真实感受的食品。

三、天然食物能解毒

许多天然食物具有良好的解毒功效，实行食物解毒安全可靠，经常食用可清洁血液，解除隐性中毒对人体的危害。

1. 绿　豆

绿豆对重金属、农药中毒以及其他食物中毒有防治作用，使加速有毒物质在体内的代谢转化，并排出体外。绿豆汤是最好的解毒剂。在日常生活中应增加食用绿豆粥、绿豆芽等食物。

2. 猪　血

猪血中的血浆蛋白质被人体的胃酸分解后能产生一种解毒、清肠的分解物，这种物质能与侵入人体的粉尘、有害金属、微粒发生生化反应，然后从消化道排出体外。其他动物血也有排毒、解毒作用，如鹅血、鸭血、鸡血等。

3. 海　带

海带中的褐藻酸能减慢放射性元素锶被肠道吸收，并能排出体外，对人体内的镉污染也有排泄作用。

4. 茶　叶

各种茶叶有阻断亚硝胺类致癌物质产生作用。乌龙茶可抑制汽车废气的致癌作用；茶叶中的儿茶素可以吸收90%有害生物体的辐射物质。

5. 胡萝卜

含维生素A的果胶，能与汞结合，有效地降低血液中汞离子的浓度，加速汞离子的排出。

6. 草　菇

含丰富的维生素 C，提高机体免疫力，具有解毒作用，如铅、砷、苯进入人体时，可与其结合形成抗坏血元，随小便排出。

任务三　食物之害与食品选购

事物总有两面性。食物是民众的“天”，像天那样重要，人类的生存与发展都要以食物为基础，这是事物的一面，另一面也应看到，有时食物也有害的。

一、老年人不宜吃或慎食的食物

1. 忌食和慎食的食物

（1）不吃烧焦的肉和鱼。动物蛋白在烹调烧焦后，其中氨基酸可以形成氨甲基衍生物，有较强的致癌性。

（2）不吃红肠衣。红肠是一种熏制食品，由于它加工时直接与木屑火源或其他火源接触，熏制时间又长，容易使强致癌物3,4-苯并芘附着在肠衣上。因此，吃红肠时应将肠衣剥去。

（3）不吃猪油渣及锅巴。这些都是高温长时间煎炸的食物。油渣及其在锅底烧焦的油渣锅巴中3,4-苯并芘含量较高，它是强致癌物质。

（4）不宜多吃香肠。香肠制作时加防腐剂亚硝酸钠，而亚硝酸钠在人体内能与肉类蛋白质中的胺结合，形成致癌物质亚硝酸胺。

（5）不宜多吃烤串。烤羊肉串，烤鸭，烤鹅、烤鸡、烤牛肉等食物，这类烟熏烤食物会产生较强致癌物质多环芳香羟。

（6）不宜多吃咸鱼。咸鱼产生二甲基硝酸盐，在体内可以转化为致癌物质二甲基硝酸铵。如果经常食用咸鱼，鼻咽癌的可能性比不食咸鱼的人高30～40倍。鱼、虾酱、咸蛋、咸菜、腊肠、火腿、熏肉同样含有较多的亚硝酸胺类致癌物质，应尽量少吃。

（7）熏制食品慎食。如熏肉、熏肝、熏鱼、熏蛋、熏豆腐干等亦含致癌物苯并芘，常食易患食道癌和胃癌。

（8）隔夜熟白菜和酸菜，会产生亚硝酸盐在体内转化为致癌物质亚硝酸胺。

（9）不吃腌制不透的泡菜、酱菜和酸菜。这些菜如腌制时间过短，其中亚硝酸盐含量高，食后可引起急性亚硝酸盐中毒，腌菜要在30 d以后食用最好。

（10）不吃鱼腹黑膜。鱼的腹腔内壁上有一层薄薄的黑膜，这是各种有害物的汇集处，它的黑色是被细菌、农药和水中脏物等有毒成分长期污染而造成的，人吃了这种黑膜就吃进了有害物质。

2. 导致病情恶化的食物

民间通常讲的“发物”，指有一些可诱发疾病或导致病情恶化的食物。

（1）海产品类。气管炎、支气管哮喘、慢性肾炎、过敏性皮炎者忌用带鱼、海藻、海带、紫菜、黄鱼等；冠心病、传染性肝炎、糖尿病、肾病忌用乌贼、海鳗、鱿鱼。

（2）河鱼类。哮喘、过敏性结肠类、癌症忌食螃蟹、蛙肉、蚬肉；高血压、糖尿病者忌食鲤鱼、黄鳝、墨鱼。

（3）腌制类。胃癌、胃炎、肝硬化腹水、肾炎水肿、哮喘、支气管炎患者忌食咸菜、腌苋菜梗和精肉，恶性肿瘤者忌食火腿、腊肉和香肠。

（4）疔疮热毒、骨痛、风疹、皮肤瘙痒症者忌食大蒜、辣椒、生姜、韭菜等辛辣物。

（5）老年人耳鸣忌食腥膻之品，如带鱼、虾、黄鱼、黑鱼、鳗鱼等发物和辛辣之品如洋葱、韭菜、大蒜、芥末等。

（6）月饼。月饼含糖、脂肪高，胆石症者多食月饼会引起疾病发作，还可能诱发急性胰腺炎，出现剧烈腹痛。冠心病、高血脂、溃疡病、糖尿病患者都应限食月饼，否则加重病情。

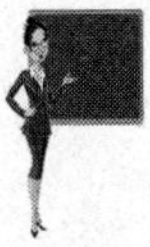

知识链接

马铃薯发芽后把芽去掉仍可食用吗?

马铃薯属于绿色开花植物，我们食用的是它的茎，马铃薯中含有龙葵素，它是一种对人体有害的生物碱，平时马铃薯中含量极微，一旦马铃薯发芽，芽眼、芽根和变绿、溃烂的地方龙葵素的含量急剧增高，可高出平时含量的 40~70 倍，人吃了这种发芽的马铃薯，轻者恶心呕吐、腹痛、腹泻，重者可出现脱水、血压下降、呼吸困难、昏迷、抽搐等现象，重者还可因心肺麻痹而死亡，因此吃发芽的马铃薯会中毒。

二、别被有害食品困扰

（一）选择最佳食物

现代人们餐桌上的食品越来越丰富了，到底什么是最佳食品呢？世界卫生组织公布了一份经过 3 年时间研究得出的最佳食品榜。

1. 最佳蔬菜

由于红薯既含丰富的维生素，又是抗癌能手，所以被选为所有蔬菜之首。其次分别是芦笋、卷心菜、花椰菜、金针菇、雪里蕻、大白菜、芹菜、茄子、甜菜、胡萝卜、荠菜、苤蓝菜。

2. 最佳水果

木瓜、草莓、橘子、柑子、猕猴桃、芒果、杏、柿子与西瓜。

3. 最佳肉食

鹅、鸭肉化学结构接近橄榄油，有益于心脏。鸡肉则被称为蛋白质的最佳来源。

4. 最佳食油

玉米油、米糠油、芝麻油等尤佳，植物油与动物油按 1∶0.5~1∶1 的比例调配食用更好。

5. 最佳汤食

鸡汤最优，特别是母鸡汤有防感冒、支气管炎的作用，尤其适于冬春季饮用。

6. 最佳健脑食物

菠菜、韭菜、南瓜、葱、花椰菜、菜椒、豌豆、西红柿、胡萝卜、小青菜、蒜苗、芹菜等蔬菜；核桃、花生、开心果、腰果、松子、杏仁、大豆等壳类食物以及糙米饭、猪肝等。

（二）食品选购与卫生

1. 主食类

（1）放心米的选购与储存方法

① 看：米粒饱满光滑圆润，富有胶质光泽，有一定的硬度，米粒大小均匀。

② 摸：抓一把在手里，无沙石，手感细腻，有凉爽感。

③ 闻：先向手中的米粒哈一口气，立刻再闻，有淡淡的清香味，无异味。

④ 尝：放少量米于口中，咀嚼有微微的甜味，无其他异味。

⑤ 查标示：有详细的产品名称、净含量、制造者及经销商的名称和地址、生产日期、储存指南、质量等级、产品标准号。

⑥ 家庭储存方法：先用花椒煮开一锅水，水凉后，将装米袋放进水中浸泡，再晾干。另外再用纱布包 3 包花椒，分别放在米袋的上、中、下部，扎紧袋口，放阴凉通风处。如果用米桶，可以直接多包几包花椒，放米桶不同部位，再把米桶放阴凉干燥通风处。

（2）放心面粉的选购与储存方法

① 看：呈乳白色或略带微黄色，无杂质，呈细米末状。

② 摸：在手中紧捏后放开不成团，自然松散。

③ 闻：有淡淡的麦香。

④ 尝：放口中含 1 min 后，用牙咬几下，不碜牙，不粘牙，无异味。

⑤ 查标示：除有详细的生产、经销商资料及生产日期、保存期外，尽量选用“保证不添加增白剂”的面粉。

⑥ 家庭储存方法：如果家中的面粉有轻微的结块现象，可将其放置在阳光下晒 1 h 左右，然后将结块的面粉搓散，放阴凉处阴干，再放回瓷坛中或布袋中，放阴凉通风处保存。

2. 放心蔬菜的选购与清洗

（1）绿叶菜类，如青菜、生菜等。

① 看：菜叶完整，清淡的墨绿或青绿，饱满，叶柄较短。

② 摸：轻轻一捏菜叶有印痕，有汁水溢出，触感嫩。

③ 尝：有蔬菜的自然清香味。

④ 家庭清洗方法：先用清水冲洗 3 ~ 6 遍，然后用淡盐水浸泡 1 h 左右，再用清水冲洗；可以用淘米水浸泡 10 min 左右，淘米水中的酸性物质可降低农药的毒性。

（2）花菜类，如花菜、西蓝花。

① 看：花呈白色略偏黄，花球饱满，而且紧密聚合。

② 摸：掰下一小块花球，其他部分依然紧密地聚在一起。

③ 家庭清洗方法：用清水反复清洗，用淡盐水浸泡 30 min，再用清水清洗，将可能接触到农药的表皮都削去。

（3）根茎类，如土豆。

① 看：颜色偏于淡黄，皮色比较光洁，形状圆整，表皮完好无缺。

② 家庭清洗方法：用清水将土豆表皮不干净的物质清除，再削皮。不可先削皮再清洗，否则容易导致表皮的农药及虫卵病菌留在削皮后的表面。

3. 水果的清洗和家庭贮藏

（1）清洗。

水果上的残留农药，使用普通洗涤剂清洗，洗涤剂本身含有的化学成分容易残留在水果上，对人体健康不利。最好的办法是使用专用的水果蔬菜洗涤剂或者用盐水冲洗水果。但绝不要在水中浸泡过长时间，否则水果内的维生素会流失，使营养价值降低，而且溶解于水的农药有可能反渗入水果中。如浆果中的草莓清洗时不要把蒂头叶片去掉。去掉蒂头的草莓浸泡在水里就如同浸泡在农药水里一样，反而造成二次污染。所以，多用水冲几次或在草莓上撒些盐，然后用水冲洗掉即可。

（2）家庭贮藏

一般来说，新鲜水果在温度 0 ~ 10 °C 的冰箱冷藏室内贮藏，能保持水果的品质和风味，延长水果的保鲜期。但并不是所有的水果都适合冷藏，而且冷藏的时间长短也有所不同：如香蕉最佳贮藏温度为 12 °C 左右，温度太低会变黑、变质；一般西瓜的冷藏时间最好在 2 h 左右；葡萄的冷藏期为 7 d；草莓为 2 d。

任务四　吃得安全，吃出健康

买回来的安全放心食品，在加工方法和烹调的工序上也不能大意。日常生活中的不良烹调习惯，是家庭健康之路上另一种看不见的隐患。厨房如战场，是捍卫自己和家人健康的最后一道防线。要关注细节，及时消除食物安全隐患。

一、厨房隐患一——烹调油烟

烹调油烟是在烹调过程中，食用油在 200 °C 以上的高温下发生热裂解反应，挥发出的油蒸气在空气中遇冷凝聚成油雾，并与燃料燃烧的产物相凝结形成的气溶胶。

1. 烹调油是　“主妇健康杀手”

（1）研究发现，厨房油烟中含有致癌物苯并芘，会损伤人体细胞的染色体，长期吸入可诱发肺脏组织癌变。

（2）厨房油烟对鼻、眼、咽喉黏膜有强烈的刺激，主要是由食用油高温加热产生的丙烯酸成分造成的，它可引发各种呼吸道疾病，并降低人体免疫力。

（3）厨房油烟可随呼吸侵入人脑神经，进而引起“油烟综合征”，表现为食欲减退、精神不振、心烦、嗜睡、疲乏无力等症状。

（4）油烟还会吸附在皮肤上，堵塞毛孔导致皮肤暗淡无光，并加速皮肤老化。

2. 怎样减少厨房油烟

（1）改变旺火急炒的烹调方式。

（2）保持厨房通风良好。

（3）用电磁炉、微波炉代替煤气、液化气。

（4）炒菜过程中要使用抽油烟机，炒菜结束后仍要开机几分钟，避免残留的油烟扩散。

3. 用什么油能减少油烟

一般市场上外包装标有“高级烹调油”字样的植物油，因所含杂质少不易产生油烟。可以直接凉拌或食用的色拉油是经过高温蒸馏、脱气味等非常严格的程序精制而成的。这类油几乎不含杂质，烹调时没有油烟和油腥味，是非常健康的烹调植物油。

二、厨房隐患二——错误的食材加工

1. 淘米过度损营养

淘米次数越多，营养素损失也越多。一般用清水淘米洗 2 遍即可，清洗过程中不要使劲揉搓，使富含营养的胚芽脱落。

2. 蔬菜切后再洗

维生素 C 损失 100%以上。先洗后切，比切后再洗更能保留蔬菜的营养价值。菜不宜切得太碎，切得越细，营养成分破坏得越多，能用手撕尽量用手撕，以保留营养素，如甘蓝菜、卷心菜、白菜等。有些蔬菜会与铁发生氧化作用而变黑，许多营养素遭到破坏，所以不宜用铁刀切丝，如山药等。

3. 不用热水解冻肉类

当肉类浸泡在热水中时，其中肌溶蛋白极易溶于热水，肌溶蛋白里含有肌酸、谷氨酸和谷氨酸钠盐等各种营养成分被浸出从而流失掉，大大降低肉的营养和口味。正确的方法是将冷冻的肉类先放冰箱或冷藏室内过渡几小时，然后取出在室温下解冻或用微波炉解冻。

三、厨房隐患三——不当烹调方式

1. 最不健康的烹调方式

油炸、烟熏、烧烤、高温煎炒属于不健康的烹调方式。

2. 蒸煮过程，不要频繁开锅盖

食物在蒸煮过程中，蒸气在锅内循环作用，其热量使食物由生到熟。如果中途揭开锅盖，食物中溶于水的维生素就会随着水蒸气散发掉，热量也不能很好地聚集。

3. 上浆、挂糊可减少营养流失

先用淀粉或鸡蛋液给食材上浆、挂糊再烹调，不仅可减少原料中的水分和营养素的损失，而且芡糊能够阻隔高温，避免原料中的蛋白质、维生素大量分解破坏。

4. 传统铁锅使用禁忌

（1）不宜烹制酸性食物。山楂、杨梅、苹果等含有果酸的食物遇到铁后会产生低铁化合物，人吃后可能引起中毒。

（2）忌用铁锅煮绿豆。因为绿豆中含单宁质，遇铁并在加热条件下会生成单宁铁，使绿豆变黑，并释放出特殊气味，影响人体的消化吸收。

（3）不要用铁锅烧水。铁锅表面残留着食油层，可以防止生锈，而烧水或使用洗涤剂刷锅会清除掉这层“保护层”，使铁锅容易生锈。

四、厨房隐患四——烹调中的调味

1. 过量食用味精对健康不利

味精中含钠，过多摄入可导致高血压，还可限制人体对钙、镁、铜、锌等矿物质的吸收作用，特别是老年人和患有高血压、肾病、水肿等疾病的患者应少吃味精。

2. 使用味精的最佳时机

味精在 70 ~ 90 °C 的温度条件下溶解度最好。在菜肴出锅前投放味精是最佳时机。如果菜需要勾芡的话，味精应在勾芡之前投放。

3. 酱油不宜高温烧煮

酱油中的糖分在高温条件下会焦化变苦，不仅失去鲜味和香味，食后更会对健康不利，所以应在出锅前放酱油。酱油分为佐餐酱油和烹调酱油，除颜色、口味上有所不同外，对微生物的指标要求也有差异。因此，如果想蘸食或调拌凉菜，最好选择专门的佐餐酱油。但为了安全，蘸食酱油或凉拌时，最好蒸煮加热后再吃。

五、厨房隐患五——微波炉

1. 远离微波炉辐射的伤害

微波炉启动后，人应当距离微波炉至少 1 m 之外，避免电磁辐射和微波泄露对人体造成伤害，尤其是孕妇，不要靠近运转中的微波炉。

2. 使用微波炉的禁忌

（1）忌空载运转。不放任何食物就空转微波炉是非常危险的。没有被食物吸收的微波能量会反射给磁控管，这种热能将损害磁控管或减少磁控管的寿命，缩短微波炉的使用周期。

（2）忌使用封闭容器。用微波炉加热食物产生的热量在封闭的容器内不容易散发，致使容器内的压力过高，易引起爆炸事故。因此，微波炉专用器皿上都留有气孔，散发热量，即使在加热带皮、壳的食物时，如鸡蛋、西红柿等，也要先用针或筷子将外壳刺出小孔，以免气压过高引起爆炸，损坏炉壁或溅出伤人。

（3）包装的牛奶不能直接用微波炉加热。纸盒装或袋装是两种常见的牛奶包装。纸质包装不耐高温，容易着火；而塑料袋包装在加热时会溶解变形，并释放出有害成分，危害健康。需要用微波炉加热牛奶时，应将牛奶倒入微波专用的容器内，再用小火温热。加热时间不宜太长，否则会破坏牛奶中的营养成分。

（4）冷冻食品不可以直接烹调。用微波炉直接烹调冷冻食品，会造成食物外层熟过头而中心仍然冰冷或半生不熟，不仅影响口味，更对健康不利。因此，必须先用微波炉解冻后再高火烹调。

项目测试

【A1 型题】

1. 食品的保质期是指它的（　　）。

A. 生产日期　　B. 最终食用期

C. 最佳食用期　　D. 出厂日期

2. 煎炸食物时油温不宜过高的原因是（　　）。

A. 油温过高容易使油产生“哈喇味”

B. 油温过高使油产生对人体有害的物质

C. 容易使被煎炸食物的口感不好

D. 以上说法均正确。

3. 过量食用杏仁会造成（　　）。

A. 腹泻　　B. 呼吸衰竭

C. 失明　　D. 呕吐

4. 食物中的天然毒素是指某些动植物中所含有的一些有毒的天然成分。这些食物必须经过一定的加工处理后才能食用，否则极易引起食物中毒。下列一定要烧熟煮透后才能食用的食物是（　　）。

A. 山药　　B. 花生

C. 四季豆　　D. 红薯

5. 去除蔬菜中有机磷类农药最好的方法是（　　）。

A. 沸水浸泡　　B. 充分漂洗

C. 碱水冲洗　　D. 太阳照射

6. 用冰箱保藏食品，不正确的做法是（　　）。

A. 冰箱内的生熟食物必须分开放置

B. 准备放入冰箱的生熟食物由于冰箱低温，可以不清洗

C. 冰箱内的食物不可以存放较长时间

D. 存放在冰箱内的熟食在食用前要再次加热

7. 以下哪种是健康的饮水习惯？（　　）。

A. 白开水是最好的饮料，要常喝　　B. 口渴时才喝水，不渴时不必喝

C. 有时可以直接喝自来水　　D. 饮料口感好，又解渴，应该多喝

8. 下列饮食习惯中，比较健康的是（　　）。

A. 吃完饭后立刻剧烈运动　　B. 喜欢吃米和杂粮，平衡膳食

C. 长期吃大量油炸食品　　D. 常年饮用运动型饮料

9. 粮食不宜加工过细，原因是（　　）。

A. 不利于人体消化吸收　　B. 营养素丢失严重

C. 粮食加工过细，不易贮存　　D. 粮食加工过细，不易煮烂

10. 世界公认的食品三大致癌物质是黄曲霉毒素、苯并芘和硝胺，其中黄曲霉毒素污染主要存在于下列哪一食物中？（　　）

A. 发霉的玉米　　B. 炸糊了的薯条

C. 过了保质期的牛奶　　D. 海鱼和贝蛤类食品

11. 下面哪种食品是有毒食品，不宜食用？（　　）

A. 发芽的土豆　　B. 未彻底煮熟的四季豆

C. 发霉的花生　　D. 以上都是

12. 下列防范食品污染采取的错误措施是（　　）。

A. 饮用洁净的水，把水烧开了再喝

B. 吃饭前可以不先洗手，饭后洗也可以

C. 菜刀、菜板用前都应清洗干净

D. 蔬菜水果清洗干净后食用

13. 以下哪种烹调方式容易产生致癌物质？（　　）

A. 蒸　　B. 煮　　C. 油炸　　D. 烧烤

14. 科学选购水果蔬菜，以下做法正确的是（　　）。

A. 选购时令盛产的水果蔬菜　　B. 选购反季水果蔬菜

C. 整年选购一种特定的水果蔬菜　　D. 以上都可以

15. 长期使用铝制品作为食品容器会引发下列哪种疾病？（　　）

A. 老年痴呆症　　B. 甲状腺肿大　　C. 肠胃疾病　　D. 心血管疾病

16. 下列调味品与患高血压有关的是（　　）。

A. 胡椒面　　B. 食盐　　C. 味精　　D. 花椒

17. 下列烹调方法能更好地保存鱼肉中的营养成分的是（　　）。

A. 红烧　　B. 清蒸　　C. 油煎　　D. 熏烤

18. 在食物加工、烹调过程中，以下 4 种营养素相比较，最容易损失的是（　　）。

A. 维生素　　B. 蛋白质　　C. 矿物质　　D. 脂肪

【A2 型题】

19. 选购放心肉，正确的做法是（　　）。

A. 看是否有动物检疫合格证明

B. 胴体上是否有红色或蓝色滚花印章

C. 禽类和牛羊肉类是否有塑封标志和动物检疫合格证明

D. 购买熟肉制品，要仔细查看标签

20. 以下对合理营养的基本要求，正确的是（　　）。

A. 摄取的食品应供给足量的营养素和热能

B. 食物应对人体无毒害

C. 食物不应有微生物污染及腐败变质

D. 爆炒、油炸能使食品具有良好的色、香味，所以是良好的烹调方法

21. 以下哪种物品若经常使用，易引起中毒？（　　）。

A. 带“釉上彩”的瓷器　　B. 锡壶

C. 用废旧铝制品改制的餐具　　D. 竹筷

22. 购买食品发现以下哪些情形不要购买？（　　）

A. 包装破损　　B. 超过保质期

C. 标签上注释不全如无厂名、厂址等　　D. 食品外观有发霉变质现象

23. 以下可引起中毒的食物是（　　）。

A. 河豚鱼　　B. 霉变的甘蔗

C. 有“赤潮”发生的水域的贝类　　D. 颜色鲜艳的蘑菇

24. 可以最有效地减少蔬菜中营养素损失的方法是（　　）。

A. 吃新鲜蔬菜　　B. 先洗再切

C. 洗后尽早烹调　　D. 急火快炒，现炒现吃

参考文献

[1] 季兰芳. 营养与膳食[M]. 3 版. 北京：人民卫生出版社，2014.

[2] 李晓彬，周理云，林秋红. 营养与膳食[M]. 武汉：华中科技大学出版社，2013.

[3] 臧少敏. 老年人营养与膳食[M]. 北京：中国人民大学出版社，2015.

[4] 吴育红. 老年人营养与膳食[M]. 杭州：浙江大学出版社，2016.

[5] 崔天国，杨冬. 抗衰老与常见老年病防治[M]. 北京：人民军医出版社，2015.

[6] 马文熙，抗衰老与健康[M]. 南京：东南大学出版社，2014.

[7] 杜庆. 老年膳食与营养配餐[M]. 北京：机械工业出版社，2016.

[8] 中国营养学会. 中国居民膳食指南[M]. 4 版. 北京：人民卫生出版社，2016.

[9] 张晔. 全民膳食营养全书[M]. 北京：中国纺织出版社，2019.

[10] 武建设. 老中医四季药膳[M]. 南京：江苏凤凰科学技术出版社，2019.

[11] 杨月欣. 中国食物成分表[M]. 6 版. 北京：北京大学医学出版社，2019.

附录　项目测试参考答案

项目一：

1. A　2. C　3. D　4. C　5. C　6. A　7. B　8. C　9. A　10. E　11. C　12. C　13. E　14. D　15. A　16. B　17. D　18. C　19. C　20. D　21. E　22. B　23. B　24. A　25. A　26. A　27. E　28. E　29. A　30. E

项目二：

1. C　2. A　3. A　4. D　5. B　6. A　7. C　8. C　9. A　10. A　11. D　12. B　13. B　14. B　15. A　16. A　17. A

项目三：

1. A　2. D　3. E　4. D　5. E　6. B　7. C　8. B　9. C　10. C　11. D　12. E　13. E　14. E　15. D　16. B　17. E　18. A　19. A　20. B　21. B　22. E　23. C

项目四：

1. C　2. D　3. C　4. D　5. C　6. A　7. C　8. A　9. B　10. D　11. A　12. E

项目五：

1. E　2. E　3. D　4. D　5. B　6. B　7. E　8. C　9. A　10. B　11. C　12. A　13. E　14. B

项目六：略

项目七：略

项目八：

1. C　2. B　3. D　4. A　5. A　6. C　7. A　8. B　9. A

项目九：略

项目十：略

项目十一：

1. C　2. B　3. B　4. C　5. B　6. B　7. A　8. B　9. B　10. A　11. D　12. B　13. C　14. A　15. A　16. B　17. B　18. A　19. ABCD　20. ABC　21. ABC　22. ABCD　23. ABCD　24. ABCD